U0388040

善起
沉疴于妙用小剂

常救
危难于精析夹杂

113

李翰卿

经方手册

伤寒论

113方

临床使用经验

李翰卿／著

李映淮 闫云科／整理

李昭 彭惠 闫峻 张春

徐建东／协助整理

人民卫生出版社

·北 京·

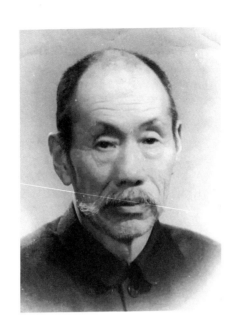

李翰卿先生

李翰卿（1892—1972），名希缙，号华轩，翰卿其字也，山西省灵丘县人，近现代山西四大名医之一。自幼从舅父学医，15岁时即能单独应诊。27岁时以第一名的成绩考入山西医学传习所（山西医科大学前身），毕业后，先后在太原复成堂、体乾堂等处行医，35岁独立开业。李氏治病一遵仲景，精于《伤寒论》《金匮要略》，医德高尚，技术精湛，善治急证重证，广受群众赞誉。

中华人民共和国成立后，太原组建了中医研究会，李翰卿被推举为会长。1956年，山西省中医研究所成立，李翰卿任所长，后兼任中华医学会山西分会副理事长。

1958年，李翰卿与山西医学院第一附属医院妇产科主任于载畿大夫开展了非手术疗法治疗宫外孕的研究工作，相关成果于1978年获全国科学大会重大贡献奖，成为妇产科领域中西医结合的典范。

1970年11月，李翰卿在北京参加"全国中西医结合工作会议"期间，突发脑出血，1972年7月4日逝世，享年80岁，遗著有《伤寒论113方临床使用经验》《李翰卿伤寒讲义集要》。

（闫云科 撰）

一九五四年一月三十日　　　主讲者　李翰卿主任

我对古今处方的使用方法有三個标準。

1. 絕不根据两名也不固守成法。

2. 以主証为标準但也不單純地只限于主証一部份的現象。

3. 前述主証以後再結合以全身的其他兼症和發病的情况然後間以以治病的隔过等等根据應来各从医綜驗过的法則聯系病人的具体具体缺用藥方的用處力該加減的便加減絕不是死板一套地提風捕影地去使用更不是頭痛加一味頭痛药足痹加一味足痹药随意乱换的去使用都是按照一定法則與事本足地去使用的而且也是有計划的與隨机应变的去使用的。

講題、麻黄湯的使用法多十個問題来研究

1. 方義、本方係後漢張仲景的藥方他能治人体不能适应風寒的突發被突变的風寒刺激其皮膚使汗腺的調節机能失常承波及气管肺脏的呼吸机能本方是散寒發汗之力剂。（也就是溫性發汗剂）。

2. 主証、氣喘、身惡寒、無汗、不喜冷飲食、脉浮紧。

　　說明、主証是使用本方必不可少的証候、比如沒有「气喘」單是其他多証、使用本方當然也会見效，但還有其他药方可以代替，其效力也有超过本方之处、火果如上气喘一証、我的經驗还没有比較本方效力更強的、至於其它多証去了任何一証、使用本方都会發生危險、要黑一証比較更為重要。（理由詳第五稿）

　　3. 副証、後頭部痛、角面的皮膚□□、□□、發热、身疼、腰疼、關節疼、胸滿、咳嗽、面色碳末、改或□黄白、脉數……等。

　　說明、這都是本方治疗範圍以内的証候、有了主証、再加主

李翰卿先生讲稿油印本书影

1

白虎汤

白虎加人参汤

（方义）　为清阳明燥热之方

（主治）　高热烦渴　大汗　喜冷饮　恶热脉洪数有力　舌苔黄或

黑而燥　以及谵语神昏等证。

如脉象洪滑实象见　硬变　或数象即为加人参标准

则临床实践中白虎加人参汤之应用范围较白虎汤为

广泛。

（药品的组成）　白虎汤：生石膏三○——一两　知母二—五钱　粳米二—三钱　甘草一—二钱

白虎加人参汤：　原方再加人参一—二钱

（加减法）　白虎汤凡遇病期持续长时　或有些病渐下等伤阴现象者

或年令在五旬以上者　以及脉象洪大重硬　重数等情况时

都应酌虑加人参的必要　　　（即加人参汤）

②　表湿时　加犀角元参　　　（化斑汤）

③　抽搐时　可加羚羊角（或钩丁）（镇痉）

④　兼表证时　可加连翘卜荷　桑叶等药，以治表兼时

可加桂枝　　（清解汤　兼解肌　白虎桂枝汤）

⑤　兼湿浮时　加苍术　　　（白虎加术汤）

⑥　虚甚时　除加人参外　可重用生怀山药以代粳米（脾家无邪

六气时即可应用）　　（重虚白虎加人参汤）

李映淮先生手稿

前言

《伤寒论113方临床使用经验》（以下简称《经验》），系先曾（外）祖李翰卿先生面命耳提，先（外）祖父李映淮先生躬录、整理而成。

我们的先曾（外）祖李翰卿先生，自幼聪慧，师承其舅父，15岁即悬壶救人。他一生治学严谨，博通医籍经典，而尤精于《伤寒》《金匮》，并能与时俱进，注重古为今用，中西结合，能达阴阳之理，善攻内妇之症，擅用经方、小剂，拯黎救羸，屡起沉疴。因其医术高超、贡献杰出，曾受到周恩来总理的亲切接见。先祖（外）父李映淮先生，幼承家训，随父学医，后参加工作，1963—1964年在山西省中医研究所又随父临床，耳濡目染，朝夕论道，得其父之真传，使虚者巨，弱者强。其医德医风一如其父，求诊者络绎不绝而远近闻名。生前为整理《经验》书稿，耗尽心血，为使后人能准确地理解传承《经验》之真谛，参考多家学说，在书稿中加了不少按语（以"淮按"为标识），然因诸多原因未能出版。今天我们将先生先后三次整理的遗稿再予整理，并将按语中所引用的诸家之说，根据原文进行了校对，谨献读者。若能使中医工作者得到借鉴，推动祖国医学事业的发展，则大幸矣。

《经验》书中附载了闫云科先生所存先曾（外）祖桂枝汤、麻黄汤、大承气汤三份讲稿，不啻锦上添花也。

————————

李昭　彭惠

2010年10月

目 录

遵经典

而不泥于

经文

守法度

而不拘于

定法

001

桂枝汤

【药品】

桂枝 二至三钱[1]　生杭芍 二至三钱

炙草[2] 一至二钱　生姜 一至三钱

大枣 二至四枚

---

[1] 按：药物用量为李翰卿先生之主张。

[2] 按：保持手稿原貌，未予修改。

【方义】

此太阳病解肌和荣卫之方，也就是治疗表寒证有汗之方。

按 所谓解肌者，属辛温发汗范围内一种方法也。不过这种发汗，是在出现有汗证[1] 状时进行，所以不叫做发汗，而叫做解肌。从"和荣卫"三字体会，这种方法，有时候不完全以出汗为目的。

【主治】

1. 太阳病中风，头痛，项强，恶风寒，汗出，脉浮缓。
2. 时发热，自汗出。
3. 常自汗出。
4. 吐利后之身疼痛。
5. 本证误下后兼气上冲。
6. 产后中风，持续数日不解，头微痛，恶寒，心下闷，干呕，汗出，虽久而阳旦证仍在者。

以上1~5证，都是荣卫不和的证候，凡见一证，即可使用本方。但必须兼有舌上无苔或苔淡白而薄、不喜冷性饮食、咽喉不干燥、小便清白等证，否则恐误犯阳盛之戒。

---

[1] 按：李翰卿先生原稿之"证"，从今日术语规范角度分析，或言"证候"，或指"症状"。整理时保持原貌。

又 本方一般来说，以有汗为主，第四种"身疼痛"，不必要求出现有汗，但须与麻黄汤证、附子汤证鉴别清楚。

【加减法】

1. 兼背强者，加葛根（即桂枝加葛根汤[1]）。

2. 兼气喘者，加厚朴、杏仁（即桂枝加厚朴杏仁汤[2]）。

3. 发汗过多，桂枝证仍在，恶风，小便难，四肢微急，难以屈伸者，加附子（即桂枝加附子汤）。

4. 兼腹痛，不拒按者，倍芍药（即桂枝加芍药汤）。

5. 兼腹痛，拒按者，倍芍药，更加大黄（即桂枝加大黄汤）。

6. 桂枝证误下后，兼脉促胸满者，去芍药（即桂枝去芍药汤）。

7. 桂枝证误下后，兼胸满，脉微，恶寒者，去芍药加附子（即桂枝去芍药加附子汤）。

8. 误服大剂辛温发汗剂，汗虽多而表未解，身疼痛，脉沉迟，属气阴不足证者，倍芍药、生姜[3]，更加人参（即新加汤）。

9. 兼口渴者，加天花粉（即瓜蒌桂枝汤）。

10. 男子梦遗，女子梦交者，加龙骨、牡蛎（即桂枝加龙骨牡蛎汤）。

---

[1] 按：现通行《伤寒论》古籍中，尚有"麻黄"。由是可知，李翰卿先生以麻黄为非。

[2] 按：原著中为桂枝加厚朴杏仁汤。李翰卿先生多所意引，此次整理，不苟求一致。

[3] 按：古籍原著非"倍芍药、生姜"。

【煎服法】

水三茶杯，煎至多半茶杯，去滓温服。服后少停一二分钟，饮热稀粥一碗，以助药力。并用被子温覆取汗，以遍体湿润为度，不可如水淋漓。汗出过多，不但病不能除，且容易重感风寒。若一服病已愈，不必再服。如不愈，仍可照前法服之。此药必须早午晚连续服用，时间不可拉长。每服一次，须检查病情有无变化，最要紧的是注意口渴与否，或喜冷性饮食与否。如果有口渴，或喜冷现象，可马上停药，或配合石膏一类的寒性药品，以免误犯阳盛之戒。如病情没有变化，可以续服二三剂。除此以外，注意避风，饮食方面可吃些有营养的流动性食物。忌食生冷、油腻、酒肉、五辛、臭恶等不易消化或刺激性的食物，以免影响疗效。

【用药大意】

桂枝发汗解肌，芍药活血敛汗，二药配合起来，有解肌和荣卫的作用。但仍嫌二药力量不足，故加生姜助桂枝以散邪，加大枣、甘草益胃气以补正。更服热粥以助之，覆被以温之，使患者得微汗，邪祛而正不伤，为治中风表虚有汗，调和荣卫之主方也。

【禁忌证】

1. 口渴喜冷。
2. 脉浮紧，无汗。
3. 酒客及湿热证的身热汗出。
4. 小便数，心烦，脚挛急。
5. 鼻衄。

按 口渴喜冷是最主要的禁忌证，古人所谓"桂枝下咽，阳盛则毙"，正是指这些热证而言。笔者经验，不但有口渴喜冷之证不可用，就是有口干咽燥之证，也不可用，因为这些证状都是热证的现象。除此以外，季节的春夏，我国的南方，都应该慎重考虑，因为这些季节和地区热性病较多，或转变为热性病也较为容易。至于酒客病及湿热证，都不是太阳风寒之病，故不用。小便数，心烦，脚挛急，是属于兼阴阳两虚的太阳证；鼻衄不是阴虚，便是内热，所以也不能用。

总之，本方是热性药，对于任何热病都是不相宜的，为避免犯"阳盛"之戒，须严格注意。

【类似方剂参考】

1. 麻黄汤：此治太阳病无汗之方。
2. 九味羌活加桂枝汤：此治四时感冒，兼有湿热有汗之方。
3. 神术散加白术：此治内伤生冷，外感寒邪有汗之方。

以上是主治第一项病证参考之方。

4. 白虎汤：此治阳明病，发热，汗出，兼口渴饮冷之方。
5. 雷丰清热保津法：此治温病发热有汗之方。

以上是主治第二项病证参考之方。

6. 参附汤: 此治肾阳不足自汗之方。

7. 芪附汤: 此治卫阳不足自汗之方。

8. 术附汤: 此治脾阳不足自汗之方。

以上是主治第三项病证参考之方。

9. 桂枝加芍药生姜人参新加汤: 此治汗后身疼痛之方。

10. 桂枝附子汤: 此治阳虚, 风寒湿身体疼痛之方。

11. 桂枝附子汤去桂加白术汤（白术附子汤）: 此治阳虚、寒湿身
    体疼痛之方。

12. 甘草附子汤: 此治风寒湿骨节疼痛, 偏于寒湿之方。

13. 附子汤: 此治少阴病, 身体疼痛, 脉沉而微细之方。

以上是主治第四项病证参考之方。

14. 桂枝加桂汤: 此治寒性奔豚气上冲之方。

15. 烧裈散: 此治男女劳复气上冲之方。

16. 乌梅丸: 此治厥阴证, 上热下寒, 气上冲之方。

以上是主治第五项病证参考之方。

【历代用药经验择要】

1. 太阳病, 脉[1]阳浮而阴弱, 阳浮者, 热自发, 阴弱者, 汗自出, 啬啬恶寒, 淅淅恶风, 翕翕发热, 鼻鸣干呕者, 本汤[2]主之。(12[3])

按 "阴阳" 二字有指尺寸言者; 有指浮取沉取者, 即轻取见浮, 重按见弱。轻按见浮为卫阳浮盛, 重按见弱为营阴不足。根据实践, 前者阳浮多属于肾阳虚, 宜桂枝加附子汤, 后者阴弱系营弱卫强, 故宜桂枝汤。

本方是治太阳病有汗的主方, 不论太阳病的其他证状具备与否, 都可用之。上述1~5条主治证可作参考, 但属于表实无汗之证者, 绝对禁忌。有内热者, 不论证状多少、轻重, 也绝不可用。内有轻度虚寒之证, 兼身疼痛者, 虽没有显著的汗出, 也有可用的时候。但虚寒较甚, 形成下利清谷者, 必须先温其里, 后解其表; 兼痞证者, 必先解其表, 后攻其里; 夹虚证者, 可按气虚、血虚、阴虚、阳虚等证, 适当地分别加入黄芪、当归、生地黄、附子等补益气血阴阳之药品。其余诸证, 以此类推。

又 干呕应是轻微的现象, 如重时, 单用桂枝汤是不会取效的。

---

[1] 按: 古籍原文无"脉"字。"阳浮而阴弱", 一般认为, 既指脉象, 复言病机; 李翰卿先生加"脉", 专重前者。

[2] 按: 于本节即指桂枝汤。李翰卿先生为叙述方便予以简化, 整理时保留。

[3] 按: 对应的通行条文编码。又需指出的是, 后续内容, 与此相类, 并非古籍原文照引。

2. 太阳病, 头痛, 发热, 汗出, 恶风, 本汤主之。(13)

按 从本条看项强一证, 不是本方主证, 有无皆可, 而恶风、恶寒才是主证。恶风、恶寒是一个证候, 只不过程度的轻重不同而已。

淮按 桂枝汤证为有汗, 发热, 恶风, 脉浮, 不喜冷饮, 口不渴, 舌无苔或薄白而润, 小便清白。这是使用本方的主证, 如有不同可加减应用, 或改换方剂。气上冲, 头痛项强, 身体疼痛, 鼻鸣干呕为副证, 可有可无, 不必加减。

桂枝证汗出是局部的, 不是普遍的, 而且量也不太多, 有的上半身有汗, 手摸略觉潮润, 有的额部、手部、臀部出些微汗, 除特殊原因外 (如多饮开水或服发汗药), 一般很少大汗淋漓。

服桂枝汤后, 吃粥极为重要, 盖谷气内充, 外邪不复入, 余邪不复留, 否则即不为桂枝汤了。张寿甫制加味桂枝代粥汤, 即加黄芪升补大气, 以代粥之补益之力, 加防风宣通营卫, 以代粥之发表之力也。

3. 太阳病, 下之后, 其气上冲者, 可与桂枝汤, 方用前法。若不上冲者, 不得与之。(15)

按 本条有两种含义:
(1) 气上冲可看作桂枝证误用下法后, 头痛项强等证未随下法而下陷, 仍然是上冲的, 这当然仍宜本方来治。

　　（2）误下后, 除桂枝证仍在外, 另出现腹中自觉有气上冲。桂枝汤本有治冲逆的作用, 当然可用桂枝汤。不过, 经文后 "若不上冲者, 不可与之" 就不好解释了, 体会到 "若不上冲" 句下当有缺文。由于这两种解释对诊疗方面都有帮助, 故并存之。

总的体会是:

　　（1）桂枝汤证不可用下法治疗。

　　（2）下后桂枝证仍在者, 仍可用本方。

　　（3）气上冲可作本方之副证。

　　（4）凭证用药的法则是正确的。

4. 太阳病三日, 已发汗, 若吐、若下、若温针, 仍不解者, 此为坏病, 桂枝不中与之也。观其脉证, 知犯何逆, 随证治之。桂枝本为解肌, 若其人脉浮紧, 发热汗不出者, 不可与之也, 常须识此, 勿令误也。(16)

按 使用桂枝汤最应注意的就是有汗、无汗。无汗者用之, 不但不能发汗, 反会使温度增高, 贻患无穷, 故陈修园说桂枝汤为不汗出之大禁。

坏病不是无法挽救, 而是误治后身虽有热, 但已经不是桂枝汤证了。

伤寒论113方 临床使用经验

5. 太阳病, 初服桂枝汤, 反烦不解者, 先刺风池、风府, 却与桂枝汤则愈。(24)

按 根据疗效推测, "烦" 字当是 "头痛" 二字之误。理由是说成头痛各方面都能说通; 风池、风府刺之, 对头痛也非常有效; 如烦热较甚, 应防止误犯阳盛, 需改变治法才行, 绝不可能想到刺风池、风府, 即使刺之, 也不会有效。

又 喻氏不用刺法, 于本方加藁本、羌活、细辛; 陆渊雷说有头项强痛, 故可刺风池、风府, 都说明是头痛之误。

6. 服桂枝汤, 大汗出, 脉洪大者, 与桂枝汤, 如前法。(25)

按 脉洪大是指桂枝证未罢的脉洪大而言, 但此脉接近阳明证, 须注意口渴喜冷与否, 以免误用白虎汤。

7. 伤寒脉浮, 自汗出, 小便数, 心烦, 微恶寒, 脚挛急, 不可与本方。(29)

按 本节是外感兼阴阳两虚的证候, 所以不能单纯用本方。

8. 太阳病, 外证未解, 脉浮弱者, 当以汗解, 宜本方。(42)

淮按 本条重点在 "脉浮弱" 三字上, 若为浮紧, 则是麻黄汤证。

9. 太阳病, 外证未解, 不可下也, 下之为逆, 欲解外者, 宜本方。(44)

淮按 先解表后攻里是治疗表里同病的一般原则, 表证若误下, 可引邪入里, 形成结胸或其他坏病。

10. 太阳病, 先发汗不解, 而复下之, 脉浮者不愈。浮为在外, 而反下之, 故令不愈。今脉浮, 故在外, 当需解外则愈, 宜本汤。(45)

按 浮脉是汗法治疗的主要证状, 为诊断病在外而不在内的主证, 也是用下法的禁忌证。

11. 病常自汗出者, 此为荣气和, 荣气和者, 外不谐, 以卫气不共荣气谐和故尔。以荣行脉中, 卫行脉外, 复发其汗, 荣卫和则愈, 宜本汤。(53)

按 自汗为桂枝汤之主证, 但临床上除营卫不和之自汗外, 还有阳虚、气虚之自汗, 必须鉴别清楚, 方才无误。

12. 病人脏无他病, 时发热, 自汗出而不愈者, 此卫气不和也, 先其时发汗则愈, 宜本汤。(54)

按 "脏无他病", 应是里无积病(即里和能食, 二便如常), 且没有口渴喜冷之内热证。"时发热" 之 "时" 字, 可作时时, 或定时解。然时时发热要与阳明内热、暑热自汗作对比; 定时发热要与疟疾、阴虚作对比。

伤寒论113方 临床使用经验

13. 伤寒不大便六七日，头痛有热者，与承气汤。其小便清者，知不在里，仍在表也，当须发汗，若头痛者，必衄，宜本汤。(56)

按 小便清是无内热的表现，也是使用本汤的主证之一。示人在表证、里证混淆时，必须从各方面对比分析，弄清表里，桂枝、承气之用才不致误。

14. 伤寒发汗已解，半日许复烦，脉浮数者，可更发汗，宜本汤。(57)

按 "发汗"，指麻黄汤发汗而言。此条之关键，必须辨清汗后是否转为里热，如无里热，只是表现桂枝证时才可使用本方。

15. 伤寒，医下之，续得下利，清谷不止，身疼痛者，急当救里；后身疼痛，清便自调者，急当救表。救里宜四逆汤，救表宜本汤。(91)

按 "清便自调"，是下利清谷之证已愈，二便正常。

又 桂枝证如兼有里寒证时，先温里，后解表，这是治疗原则。使用桂枝汤时，必须注意这一点。

16. 太阳病，发热汗出者，此为营弱卫强，故使汗出，欲救邪风者，宜本方。(95)

淮按 "发热汗出"是桂枝汤之主证，是使用本方之主要根据。卫主固外，营主内守，邪侵体表，卫气强则自卫，故发热。但因腠理虚而汗随之而泄，致营弱，故用桂枝白芍调和之。

17. 伤寒大下后，复发汗，心下痞，恶寒者，表未解也。不可攻痞，当先解表，表解乃可攻痞，解表宜本汤。（164）

按 "大下后，复发汗"，是违反了先汗后下的治疗原则。"心下痞"即胃脘部痞满，是误治引起的证状。

18. 阳明病，脉迟，汗出多，微恶寒者，表未解也。可发汗，宜本汤。（234）

按 "阳明病"，系腹中拒按，大便不利之里实证，不是舌黄、口渴喜冷之里热证。因为里实证不是桂枝汤的禁忌证，而里热证虽兼桂枝证，也必忌用桂枝汤，恐犯阳盛之戒也。
此节示人表里皆病，先解表后攻里之治疗法则。但解表时必须辨清是否为桂枝汤之适应证。

19. 太阴病，脉浮者，可发汗，宜本汤。（276）

按 "太阴病"，是肠胃虚寒腹满痛的证候。表里同病时，应先温里后解表。但有的情况也可以表里同治，如桂枝加大黄汤证。不过，只凭脉浮用桂枝汤，实觉不足，应全面分析为当。

20. 下利腹胀满，身体疼痛者，先温其里，乃攻其表，温里宜四逆汤，攻表宜本汤。（372）

按 "下利腹胀满"是太阴里寒证，"身体疼痛"是太阳表寒证。本节再一次阐明表里同病时，里实者先解表、里虚者先温里的治疗原则。

21. 吐利止，而身痛不休者，当消息和解其外，宜本汤小和之。（387）

按 "吐利止" 是虚寒吐利之证已愈；"身痛" 是营卫不和之表寒证；"消息" 是酌酌的意思；"小和" 是少少给予，取其调和之意。因为吐利后，阳虚里寒者不宜过分解表，以防亡阳。

淮按 在内之虚寒，虽有所好转，而在外之表寒仍然明显，此由营卫不和所致，也是桂枝汤之适应证。不过在这种体虚情况下，不宜过分解肌。需要在用量上、用法上注意，同时也应该与桂枝新加汤辨别清楚。

22. 酒客病，不可与桂枝汤，得之则呕，以酒客不喜甘故也。（17）

按 "酒客" 是指素好饮酒的人。因湿热内盛，虽亦身热汗出，但绝不可误认为是桂枝汤证。

23. 凡服桂枝汤吐者，其后必吐脓血也。（19）

按 此条是酒客病及湿热病，误服本汤的结果。

24. 汗后或下后，汗出而喘，无大热者，都不可与本汤。(63、162)

按 "无大热"应体会为热已入内，表热不复存在。说明汗出而喘，无大热已不是桂枝汤证。

25. 妇人得平脉，阴脉小弱，其人渴，不能食，无寒热，名妊娠，本汤主之。(《金匮要略·妇人妊娠病脉证并治》)

淮按 妊娠恶阻不能食，乃冲盛胃逆，故用白芍敛之，桂枝降之，理是乎此，尚待验证。

26. 桂枝下咽，阳盛即毙。(《伤寒论·伤寒例》)

按 阳盛是内热炽盛的证候，如咽干舌燥，口渴喜冷性饮食等。桂枝汤是温性药，服之是以火治火，不死何待？曾见一患者服后全身发出黑斑而死，故绝对忌用。

27. 桂枝汤自西北二方居人，四时行之，无不应验。江淮间唯冬及春可行之，春末至夏至以前，桂枝汤可加黄芩一分，谓之阳旦汤。夏至后有桂枝证可加知母一两、石膏一两或加升麻一分。若素虚寒者不必加减。(《类证活人书》)

伤寒论113方 临床使用经验

28. 本汤兼治:

（1）胸腹痛, 背亦彻痛者。

（2）通身寒冷。

（3）小儿角弓反张, 手足抽掣。

（4）脑后生疮。

（5）周身皮肤作痒, 时而恶风。

（6）足跟痛, 痛彻腰股。

（7）小儿腮肿, 发热恶风。

（8）小儿发热痘出。

（9）妇人妊娠恶阻。

（10）发热、恶风、下利, 日数十次。

（11）寒霍乱后, 身犹痛者。

（12）自汗, 盗汗, 虚疟, 虚痢。

（《伤寒论类方汇参》）

淮按 桂枝汤为调阴和阳, 彻上彻下, 能内能外的方剂, 审证恰当, 效若桴鼓。但必须以桂枝汤主证着眼, 以上所举可作临床应用的参考, 但应防止与类似证混淆。如（2）应与阳虚四逆汤证鉴别, （7）应与普济消毒饮证鉴别等。还有些证虽然可用, 也要适当加减, 不可死守原方, 以免错误之发生。

29. 此方为仲景群方之冠, 乃滋阴和阳, 调和营卫, 解肌发汗之总方也。其主证有四: ① 身汗自出, 皮肤微润, 有汗时形寒, 无汗时微热。② 脉浮缓, 全无紧数之象。③ 口中和, 不渴饮。④ 舌苔白滑而润, 绝无津液缺乏之象。（北京《方剂讲义》）

30. 桂枝汤之运用，不论病的时期早晚，或证之在表、在里，只以头痛发热，恶风恶寒，脉浮弱，自汗出，或身疼痛者，为目标也。（《古方临床之运用》）

31. 桂枝汤的焦点是在于血运之不调匀，汗生于血，血运不匀则充血之处有汗，贫血之处无汗。桂枝汤的目的，是通调血脉，使畸形的局部的汗态，入于正常的遍身的汗态，服后遍身絷絷是血运调匀的结果，是由温覆和啜粥蒸发出来的，并非桂枝汤真有发汗的能力。（《经方实验录》）

伤寒论113方 临床使用经验

附：

桂枝汤的使用法
——太原市中医学会第二次学术讲座讲题

一、方意

此治汗腺的调节机能，不能适应和抵抗风寒的刺激，反被这种刺激所伤，致汗液不能得到适当的排泄，体温不能得到充分的发散，因此在感觉方面也失掉了一般所感觉的常态的方也。旧日这种作用名为解肌，其实是一种带温补性的发汗剂。

二、主证

有汗，发热，皮肤间恶风寒，脉浮缓，不喜冷饮食，舌如常或微白而润，小便清利如常。

说明： 这种汗是局部出的，不是普遍出的，而且数量也不太多。有的上半身有汗，用手摸略觉潮润些，有的额部、手部、臀部出些微汗。除特殊原因外（如多饮些水逼着出汗、或服其他发汗剂等），一般很少大汗淋漓的。恶风是恶寒之轻证，凡啬淅恶寒，或不欲去衣被，都是这个表现。有人援引《伤寒论》"病常自汗出者" 和 "病人脏无他病，时发热自汗出而不愈者"，两节的意义谓这个主证应当只是汗出一证，如有他证则与仲景的说法不符了。这个说法也对，但我从实地经验下来，凡用桂枝汤的病，或多或少，没有不见恶风寒的，不过恶的不甚显著，人不容易觉察，遂把它忽略过去了。其余诸证是从另一面反证的，法子除此以外，时间上也是有关系的，不然的话能不和玉屏风散、参附、芪附、术附等方相混吗？或者我还有没经见过的也未可知。希望各位同志多从实地上品验几次，作第二度的修改可也。

三、副证

头后部或额部痛，项强，身疼痛，或不舒适，鼻鸣干呕，脉兼弱，或洪大（有日晡发热脉浮虚者）。

说明：头憋胀，身微重，和下后气上冲、干呕，应当列在副证里，因这些证遇到的不多，没有多实验，容后再行补充吧。另外，气上冲、干呕、身疼痛诸证，我经验都是轻度的，如果重的话，必须作适当的加减方能收效（如呕甚加半夏生姜之例），余证详第八栏。

四、禁忌证

无汗、口苦、口舌咽喉干燥、舌苔红黄黑、喜冷饮食、小便黄赤、怕热、衄证、酒客的出汗证、小便数、足挛急。

说明：无汗证是属于散热机能衰减的麻黄汤证，与主证相反。酒客出汗是属于湿热蒸发，非汗腺失常的毛病。其余诸证都属于热性证，所谓阳盛一类的证候，先贤说"桂枝下咽，阳盛则毙" 就是指这一类的证候说的。所以说不管主证、副证怎样俱备，但兼本栏任何一证，使用本方都会发生危险。

五、慎重证

轻度的咽干欲饮水，喜冷，尿黄，舌微干微黄，鼻中微有衄象，口微苦，春夏季节，我国的南方。

说明：这都有热性病的现象和因素，所以不可大意，但夏季外受风寒，内食生冷，用这个方子的时候很多，也很有效，请不要忘记。

六、药品

桂枝尖 （温散） 三钱　生杭芍 （平敛） 三钱　炙草 （平补） 二钱
生姜 （温散）三钱　大枣 （擘开，平补）四钱

说明：桂枝旧有去皮二字，有人说去了粗皮，正合了解肌的意义，这话不大切合实际。张隐庵说过，只取梢尖，嫩桂皮色内外如一，若显著有皮者，把它去掉不用，并非去掉桂上之皮也。

这个方子的分两我都是这样用的，没有用过更大的分两，须用小剂量时，只在喝的药量上少喝一些。

芍药旧日有用赤芍的，这当然应该。根据张路玉的说法，"临证活用" 是对的，但从实地试验下来，我认为还是用生杭芍相宜。因为它和桂枝配合起来，一方面兴奋神经以出汗，一方面镇静神经以止汗，确实能把汗腺不调和的机能恢复过来。赤芍实验下来，觉得差些，以后可把这个问题广泛地研究一下，再作决定。

七、煎法、服法、护理、饮食

1. 煎法：水三茶杯，煎至一杯，快慢火都行。
2. 服法：温服。服后一二分钟喝热小米稀粥一碗（大米粥也可）以助药力，有兼证的不必服。
3. 护理：服药后不可冒风，应盖上被子以遍身出汗为度。不可强迫出得过多，多就容易伤津液，也容易复感。也不可过少，少则病去不尽而生变。
4. 饮食：服药后忌食生冷、油腻、酒类及难消化的食物。

初愈后应服流动性富有营养的食品，可参看麻黄汤。总之，病人愿意吃的、应当吃的酌量与之，不愿意吃与不应当吃的，不要强与。

八、加减举例

1. 兼背强证，加葛根。参考桂枝加葛根汤的使用法。
2. 兼喘证者，加厚朴、杏仁。可参考桂枝加厚朴杏仁汤、桂枝二越婢一汤的使用法。
3. 兼腹满痛证，应酌加芍药；拒按不大便者，更加大黄等药。可参考桂枝加芍药汤及桂枝加大黄汤的使用法。
4. 本证汗出多者，可酌加生黄芪、人参、附子等药。应参考桂枝加附子及参附、芪附等汤的使用法。
5. 兼下利证，轻度的可仿太阴病脉浮用桂枝汤的例子，本汤不必加减。较重的或兼用理中汤、或先用四逆汤。可参考理中汤和四逆汤的使用法。
6. 兼心下痞者，先用本方解表，后用大黄黄连泻心汤攻痞，不必加减。可参考大黄黄连泻心汤的使用法。

7. 兼口噤、背反张等证，可酌加瓜蒌根。宜参考瓜蒌桂枝汤的使用法。

8. 兼胸满脉促者，当去芍药；脉微恶寒甚者，更加附子。宜参考桂枝去芍药汤和桂枝去芍药加附子汤的使用法。

9. 兼身体烦疼不能转侧，脉浮虚而涩者，可加附子；身体不仁，脉微紧，去甘草加生黄芪。宜参考桂枝加附子汤和黄芪桂枝五物汤的使用法。

10. 兼脑疽证，本方不加减也可收效。

11. 兼月经后期而少者，本方加减或不加减都能取效。

12. 兼身体衰弱，可酌加芍药、饴糖、生黄芪、当归等药。可参考小建中汤，黄芪、当归等建中汤的使用法。

13. 兼寒热如疟，日再发，身痒证，可酌加麻黄汤。可参考桂枝麻黄各半汤和桂二麻一汤的使用法。

14. 凡兼口渴、喜冷、喜饮、口苦、咽干等证，都宜采用辛凉药品。可参考银翘散等辛凉解表方的使用法。必不得已时，本方必加入芩、连、膏、知等药，或用羌防香苏散代之。

15. 兼黄汗者，可酌加黄芪。可参考桂枝加黄芪汤的使用法。

16. 兼久疟者，可酌加黄芪、防风、秦艽、当归、鳖甲、浮小麦等药。可参考王旭高的桂枝黄芪鳖甲汤的使用法。

17. 兼气上冲者，可酌加肉桂。应参考桂枝加桂汤的使用法。

说明： 这些例子还很多，以后可以随时把它补充出来。读了本栏以后，我们应当把各种方子的使用法照样都写出来，对于各种证的诊断和治疗法也都有写出来的必要。但这些繁复艰巨的工作，须要大家团结一致，共同努力才行，少数人是不可能马上办到的。

九、服本方后的情形和处理概要

1. 服后没有出汗，主证、副证、禁忌证没有变化者，仍服原方。

2. 服后病未减，头项强痛，发热较重，但主证、副证和禁忌证仍没有出本方范围者，先刺风池、风府二穴，再服原方。

3. 服后心下满，微痛，小便不利，余证如前者，桂枝去芍药加茯苓白术治之。

4. 服本方后未出汗，脉洪大，余证如前，仍可用本方。若形如疟，日再发者，宜桂二麻一汤。

5. 服后大汗出，大烦渴者，服白虎加人参汤。可参考白虎加人参汤的使用法。

6. 服后谵语发狂，昏迷不醒者，可用小复苏饮一类的方子救之。

说明： 最后两条，都是没有按照这个标准使用的，都是犯了阳盛之戒。不过轻一些的尚可挽救，重者则全身黑斑而死。注意！注意！

十、结论

总之，此方是带温补性调理汗腺和感觉神经的，多作用于躯壳外部，对于内脏作用不很大，所以对于内虚内寒等证，都必须另加温补药，而且都必须具有寒热的外证。

李翰卿 草拟

1954 年 2 月 20 日

002

桂枝
加葛根汤

【药品】

桂枝二至三钱　生杭芍二至三钱

炙草一至二钱　生姜二至三钱

大枣二至四枚　葛根三至五钱

【方义】

此桂枝汤加减方,亦为辛温解肌之剂,并能引胃气上行,升举内陷之邪气,使之外出。

【主治】

太阳病,有汗兼项背强,但必须没有内热,如口干舌燥,喜冷性饮食等证。

【加减法】

无汗加麻黄(即葛根汤)。

【煎服法】

水三茶杯,煎至多半茶杯,去滓温服,取汗。余如桂枝汤调养法。

【用药大意】

桂枝汤是太阳病有汗恶风之专方,葛根有退热,生津润燥之作用,是治项背强之主药也。

【禁忌证】

1. 凡有口苦、喜冷、喜饮等热证者,忌之。
2. 无汗表实之证,忌之。

【类似方剂参考】

葛根汤:此治太阳病无汗兼项背强直之方。

【历代用药经验择要】

太阳病，项背强几几，反汗出恶风者，本汤主之。（14）

按 "项背强几几"，是形容项背强直不舒适之状态。如陈氏云：如短羽之鸟，欲飞不能飞之貌；又如成氏云：伸头之貌，动则伸颈，摇身而行。单纯项强，桂枝汤便可治愈。项背强直则说明病情有进展的趋向，也说明葛根是治项背强直之专药也。

葛根有退热生津，鼓舞胃气上升的作用。项背强几几为津液不达，致项背肌肉强急。葛根可输送津液上达，故为治项背强几几之主药。至于下利，系津液下注于肠所致，葛根升提，结合姜枣，可安和肠胃，故亦为本方之适应证。

003

桂枝加
厚朴杏仁汤

【药品】

桂枝二至三钱　生杭芍二至三钱

炙草一至二钱　生姜一至三钱

大枣二至四枚　厚朴一至二钱　杏仁一至二钱

伤寒论113方 临床使用经验

【方义】

此桂枝汤加减方，为辛温解肌，调和荣卫，降气润肺，定喘之方。

【主治】

太阳病，有汗兼气喘证，且没有下利、口渴、喜冷等现象。

【煎服法】

水二茶杯，煎至多半茶杯，去滓温服。

【用药大意】

桂枝汤治太阳有汗之证，加厚朴以宽胸降气，杏仁以润肺定喘。

【禁忌证】

1. 太阳无汗之喘，忌之（参考麻黄汤）。

2. 太阳有汗之喘，兼有喜冷现象者，忌之（参考麻杏甘石汤）。

3. 发热有汗之喘，兼下利者，忌之（参考葛根芩连汤）。

4. 太阳病，下后气喘，太阳证已罢者，忌之（参考参附汤）。

5. 下后利不止而大喘者，上夺下争之危候也，尤当忌之。

【历代用药经验择要】

1. 太阳病，下之微喘者，表未解故也，本方主之。(43)

按 必须是下后没有下利，或下利已止，而桂枝证仍在兼微喘者，才可使用本方。

喘无善证，尤其是下后之喘，临床须注意，切勿与本证相混。本方之用，必须是桂枝证未罢者。

2. 喘家作，宜本汤。(18)

按 平素有喘的病根，因患桂枝证而喘又发作。本方主证，除喘之外，余与桂枝汤证同，说明厚朴杏仁同用治喘有效。

3. 用于感冒性的桂枝汤证兼胸满、喘咳者，或宿有喘咳之人感冒，而有桂枝汤证者。用于感冒、支气管炎、喘息。(《古方临床之运用》)

004

桂枝
加附子汤

【药品】

桂枝 二至三钱　生杭芍 二至三钱

炙草 一至二钱　生姜 一至二钱

大枣 二至四枚　附子 一至三钱

【方义】

此桂枝汤加减方,为解肌兼温经回阳之方。

【主治】

太阳病,发汗过多,汗漏不止,恶风,小便难,四肢拘急,难以屈伸之证。但必须具有脉象较微,恶风寒较重,发热仍在,且不喜冷性饮食等证。

【煎服法】

水三茶杯,煎至多半茶杯,去滓温服。

【用药大意】

桂枝汤解肌和营卫,加附子以温经回阳。

陆渊雷认为桂枝汤畅血运,敛于漏,附子恢复细胞之活力,即所谓回阳温经也,此说是也。

【禁忌证】

不发热者;喜冷性饮食者;脉不微者;恶风寒不甚或不恶风寒者,均忌之。

按 不发热便不得使用桂枝汤,喜冷饮便没有使用温药的必要;脉不微,恶寒不甚,便不可使用附子。

【类似方剂参考】

1. 芍药甘草附子汤: 此治汗后恶寒较甚而不发热之方。
2. 附子汤: 此治有身疼痛而没有发热之方。

【历代用药经验择要】

1. 太阳病, 发汗, 遂漏不止, 其人恶风, 小便难, 四肢微急, 难以屈伸者, 本汤主之。(20)

按 本方主证为汗出不止, 四肢拘急, 难以屈伸, 恶风寒, 脉微。是桂枝汤证兼阳虚的证候, 根据经验需注意两个方面:

 (1)汗出不止, 体温下降, 表证不显, 四肢厥逆, 脉微欲绝者, 此亡阳之危证也, 宜大剂参附汤加山茱萸治之。

 (2)汗出不止, 体温甚高, 脉大而乱, 四肢不厥者, 此气虚液脱之危证也, 宜来复汤重加山茱萸人参治之。

左季云认为脉浮而大者, 浮为阳越于外, 大为气血俱虚, 可以补充本条之脉象。

2. 本方主要作用, 在于复阳敛液, 固表止汗, 用桂枝汤调和营卫, 加附子复阳固表, 适用于汗出过多, 阳气受耗, 津液暂亏的证候。如果已经大汗亡阳, 则非本方所能胜任。《伤寒论译释》

3. 本证本不甚剧, 不过津液略伤, 阳气微损而已。若真正伤津亡阳, 非此汤之所主矣。(《伤寒论今释》)

4. 服本汤后微有热象，小便短赤者，是阳回之佳象。今人以服附子而见舌干燥渴，疑惑附子所致，复投寒凉，前功尽弃，良可叹矣。(《伤寒论类方汇参》)

005

桂枝
加芍药汤

【药品】

桂枝二至三钱　生杭芍四至六钱

生姜二至三钱　炙草一至二钱

大枣二至四枚

【方义】

此散寒、止痛之方也。

【主治】

太阴病,腹痛,或兼表寒,或不兼表寒,但必须具有腹不拒按,不喜冷性饮食或食冷性饮食其痛即剧,脉沉迟等证。

【加减法】

腹痛拒按者,加大黄(即桂枝加大黄汤)。

【煎服法】

水三茶杯,煎至半茶杯,去滓温服。

【用药大意】

桂枝汤辛温解肌,温中祛寒,倍加芍药,以治不拒按之腹痛。

【禁忌证】

1. 腹痛喜冷,有热证者,忌之。
2. 腹痛拒按,属实证者,忌之。

【类似方剂参考】

1. 桂枝加大黄汤:此治寒性腹痛拒按之方。
2. 小建中汤:此治寒性腹痛不拒按,补性较重之方。

【历代用药经验择要】

1. 本太阳病，医反下之，因尔腹满时痛者，属太阴也，本汤主之。
   （279）

按 本节是表里同治法，即太阳和太阴兼病。以前先温里后解表，或先解表后攻里都属分治法，此处之同治并非矛盾，是根据病情轻重、缓急的治则来决定的。

本方主证：腹满时痛，不拒按，不喜冷性饮食，口不苦，或由外寒引起，或兼见表证现象。

淮按 本方亦适用于纯寒不虚之腹满痛，腹诊无拒按者。

2. 治桂枝汤证而腹拘挛剧者。（《方极》）

3. 遍身拘挛，奔豚拘挛剧者。（《类聚方集览》）

006

桂枝
加大黄汤

【药品】

桂枝二至三钱　生杭芍四至六钱

生姜二至三钱　炙草一至二钱

大枣二至四枚　大黄二至三钱

【方义】

此散寒止痛、去积之方。

按 此方系温下之祖方，亦为治疗表寒里实证之方。

【主治】

太阴寒邪腹痛，或兼表寒，或不兼表寒。但必须具有腹部拒按，大便不利，喜热性饮食，脉沉迟有力等证状。

【加减法】

腹痛不拒按者，去大黄（即桂枝加芍药汤）。

按 无恶风寒之表证者，应将桂枝换为肉桂，因肉桂温里作用较桂枝强也。

【煎服法】

水三茶杯，煎至半茶杯，空心服之。忌食难消化食物。

【用药大意】

桂枝汤加芍药温散肌表之寒邪，兼止腹痛；大黄荡涤肠胃，排泄肠中积食。

【禁忌证】

腹不拒按，或大便利，脉弱者，忌之；喜冷性饮食者，亦忌之。因前者腹痛系虚证，不宜用大黄攻下；后者系热证，不宜用桂枝、生姜之温热。

【类似方剂参考】

1. 桂枝加芍药汤：此治腹痛不拒按之方。
2. 温脾汤：亦系温下剂，但温性药较多。
3. 理中加大黄汤：亦系温下剂，但补性药较胜。

【历代用药经验择要】

1. 本太阳病，医反下之……大实痛者，本汤主之。（279）

按 此太阳、阳明兼病同治之示例。"大实痛"，指拒按之腹痛。

2. 太阴为病，脉弱，其人续自便利，设当行大黄芍药者，宜减之，以其人胃气弱易动故也。（280）

3. 感冒，大便不行，此宜表里两解，本方与之。（《伤寒论译释》）

4. 痢疾初起有表证，腹痛而里急后重不甚者。（方与輗）

5. 桂枝加大黄汤证，其脉弦长。（《伤寒论类方汇参》）

伤寒论113方 临床使用经验

007

桂枝
去芍药汤

【药品】

桂枝_{二至三钱}　炙草_{一至二钱}

生姜_{二至三钱}　大枣_{二至四枚}

【方义】

此辛温散寒, 救误之方。

【主治】

太阳病误用攻下药后, 胸部发满, 脉象急促, 恶风寒, 发热之桂枝证尚在者, 但必须没有喜冷性饮食的内热证。

按 未经误下, 如遇此证时, 也可使用本方。但须和麻黄、柴胡二方之胸满证互相对比, 方不会有误。

【加减法】

兼脉微, 恶寒较甚者, 加附子一至三钱 (即桂枝去芍药加附子汤)。

【煎服法】

水二茶杯, 煎至半茶杯, 去滓温服, 取微汗, 余如桂枝法调养。

【用药大意】

桂枝、生姜散寒, 大枣、炙草补中。芍药酸寒苦降, 对下后胸中阳气被伤之胸满证最不相宜, 故去之。这种胸满, 宜升不宜降, 宜散不宜敛, 宜温不宜寒也。

【禁忌证】

有口苦、喜饮、喜冷等热证者, 忌之。

【类似方剂参考】

1. 桂枝去芍药加附子汤：此系治太阳病误下后表证未罢，阳气被伤较甚（除胸满外，尚兼脉微、恶寒）之方。

2. 小柴胡汤：此治少阳病胸满，兼有寒热往来之方。

3. 麻黄汤：此治太阳阳明合病，发热恶寒，喘而胸满之方。

4. 大陷胸丸：此系治下后形成之结胸证，表证已解，胸部满而兼痛之方。

【历代用药经验择要】

1. 太阳病，下之后，脉促、胸满者，本汤主之。（21）

按 太阳病误下后，胸阳被伤，出现胸满，治当振奋阳气，故不宜芍药之酸敛。本证主证除下后胸满、气促外，余同桂枝汤证。

2. 太阳病者当汗解，为医误而下之，致气上冲，脉促，胸满，即心下膨满者以本方主治之。与太阳病下之后气上冲者宜与桂枝汤之时相似。然其间自有差别，即桂枝汤证虽经误治，未至腹力脱弱，腹直肌尚挛急，故用有芍药之桂枝汤。然本方证由误治，腹力既脱弱，腹直肌不唯不挛急，且此腹力脱弱使上冲证增剧，并使脉促胸满，故用桂枝汤去芍药之本方以应之也。（《皇汉医学》）

淮按 去芍与不去芍，应以脉促、胸满着眼较妥。

008

桂枝去芍药加附子汤

【药品】

桂枝二至三钱　炙草一至二钱　生姜二至三钱

大枣二至四枚　附子一至三钱

【方义】

此散邪、温经回阳，救误之方。

【主治】

桂枝证误下后，胸满，脉微，恶寒，桂枝证尚在，但必须是没有喜冷性饮食现象者。

【加减法】

没有脉微、恶寒，去附子（即桂枝去芍药汤）。

【煎服法】

水二茶杯，煎至半茶杯，去滓温服，取微似有汗。忌生冷。

【用药大意】

附子回阳，治恶寒脉微之证；桂枝去芍药汤治太阳病有汗胸满之证。

【禁忌证】

1. 凡有口苦、喜冷、喜饮等热证者，忌之。
2. 脉不微，恶寒不甚者，亦慎用。

【类似方剂参考】

1. 桂枝去芍药汤：此治桂枝证误下后，阳气被伤较轻，形成胸满之方。
2. 四逆汤：此治阳虚脉微、恶寒、四肢厥逆之方。

【历代用药经验择要】

太阳病, 下之后, 胸满, 若微恶寒者, 本汤主之。(22)

按 太阳病因误下, 出现胸满、恶寒、脉微等阳气损伤证候, 此时不但不可用白芍, 还需加附子以回阳。

"微恶寒", 陈修园作脉微、恶寒解, 我认为正确。

009

桂枝
加桂汤

【药品】

桂枝 二至三钱　　生杭芍 二至三钱

炙草 一至二钱　　生姜 一至二钱

大枣 二至四枚　　肉桂 钱半至二钱半

【方义】

此温经补阳、散寒降逆,治寒性奔豚病之方。

【主治】

奔豚病,气从少腹上冲,心腹疼痛,喜热畏寒,或兼桂枝汤发热、恶风寒的表证现象。

【煎服法】

水三茶杯,煎至半茶杯,去滓温服。

【用药大意】

桂枝、生姜散寒降逆,芍药、肉桂止痛温经,甘草、大枣缓急和中。

按 前人有加桂枝不加肉桂者,根据经验,桂枝比肉桂散性较强,温性较弱。如遇肾阳较虚的证候,发散太过,有汗出、厥逆致亡阳的情况,所以加桂枝不如加肉桂。

【禁忌证】

兼热证者,忌之。

【类似方剂参考】

奔豚汤: 此治热性奔豚病之方。

【历代用药经验择要】

1. 烧针令其汗，针处被寒，核起而赤者，必发奔豚。气从少腹上冲心者，灸其核上各一壮，与本汤。(117)

按 奔豚腹痛，根据经验有四种：
   (1)属寒性的，宜本汤或大建中汤。
   (2)属热性的，宜奔豚汤治之。
   (3)属寒热夹杂的，宜活络效灵丹加黄连、肉桂、白芍治之。
   (4)肝气郁滞的，宜沉香降气散类治之。

本方主证，除气冲腹痛外，余同桂枝汤证。

2. 奔豚证气从少腹上冲心，一日四五度发，常伴有吐清水。此种情况，常于寒气上冲时，口中津液即泉涌而出，欲止之不得，其色透明而白，待冲气下降，此种白津方止。脉象多为弦紧之象，上冲亦似由脐两旁向上升腾之状。

桂枝降冲，兼芳香逐秽，故服后得矢气，然逐秽之功却不及厚朴，此屡经试验者也。又以半夏善降，故用本方时恒并加之。(《经方实验录》)

010

桂枝加芍药
生姜人参新加汤

【药品】

桂枝二至三钱　生杭芍三至四钱

生姜三至四钱　炙草一至二钱

人参二至三钱　大枣二至四枚

　伤寒论113方 临床使用经验

【方义】

此汗后气虚,津液被伤,外邪未净,补虚、温散寒邪之方。亦治身疼痛之又一法也。

【主治】

发汗后,身疼痛,脉沉迟。但须注意以下三点:

1. 必须有喜温恶寒之现象(此为使用桂枝汤的主要证状)。

2. 必须没有喜冷性饮食之证状(热性药对内热证是不适宜的)。

3. 脉必沉迟无力(此为使用人参的证状)。

【煎服法】

水三茶杯,煎至半茶杯,去滓温服。人参另炖兑服也可。

【用药大意】

人参、大枣、炙草补中益气以生津液;芍药、桂枝、生姜调营卫,止身痛,以清余邪。

【禁忌证】

喜冷性饮食者,忌之;不恶寒者,忌之(前者属内热证不宜用热药,后者表邪不存在,不需用桂枝)。

【类似方剂参考】

1. 芍药甘草附子汤:此治汗后恶寒之方。

2. 附子汤:此回阳补气,利水养阴,治身疼痛之方。

3. 黄芪建中汤:此固表敛汗,温中补虚之方。

【历代用药经验择要】

1. 发汗后，身疼痛，脉沉迟者，本方主之。（62）

2. "发汗后"三字，为本条辨证论治之主要眼目，身疼痛、脉沉迟见于发汗后，方能断为营血不足，卫气失于流畅，而用新加汤治疗。若不在发汗以后，则沉主里，迟主寒，身疼痛当为寒湿痹之类，就须用桂枝附子汤一类的方剂来治疗了。（《伤寒论译释》）

3. 身疼痛，脉沉迟，颇似少阴证，少阴非新加汤所能治。即药以测证，知此条乃太阳伤寒发汗太峻，病未解而津已伤也……不用附子者，津伤而阳不亡也。（《伤寒论今释》）

4. 余邪未尽之候，其脉沉迟者，过汗亡津液也，故与桂枝以解未尽之邪，增芍药、生姜，加人参以补其津液。其不用附子者，以未至筋惕肉瞤，汗出恶风之剧也。（《伤寒论今释》山田氏云）

011

桂枝
甘草汤

【药品】

桂枝二至三钱　炙草一钱至钱半

【方义】

此温补心阳，兼补中气，治心悸之方也。

【主治】

发汗过多形成心悸之证。但必须具有喜用手按，小便尚利，喜热怕凉或脉沉迟。

按 喜用手按，说明是虚证，需用补药；小便尚利，说明不需要白术、茯苓之补脾利水；喜热怕凉，或脉沉迟，说明需要温性药品。

【煎服法】

水一茶杯半，煎至半茶杯，去滓顿服。

【用药大意】

桂枝保心阳，炙草补中气。心阳复则液可回，中气和则悸自平。

【禁忌证】

1. 喜冷，口苦，脉沉数者，忌之（热证不适用热药也）。
2. 汗仍未止，脉虚而不调者，忌之（因系气虚将脱之象，应该补气固脱）。
3. 四肢厥逆，小便不利，有明显停水现象者，不宜用（阳虚水泛之重证，此方力有未足，不能胜任也）。

【类似方剂参考】

1. 朱砂安神丸：此治血虚有热心悸之方。
2. 来复汤：此治气虚欲脱心悸之方。
3. 真武汤及茯苓四逆汤：此二方均系治阳虚水泛之重剂，茯苓四逆汤还有补气之作用。

【历代用药经验择要】

1. 发汗过多，其人叉手自冒心，心下悸欲得按者，本汤主之。(64)

按 此为阳虚之轻证，重则宜真武汤。

2. 治生产不快，或死腹中。(《证治大还》)

3. 本方证因发汗过多，亡失体液，变为虚证，故腹部见软弱无力。然尚未陷于阴证，故有热状而无寒状，且上冲急迫，心悸亢进颇剧，脉促疾而心脏及心下部现悸动，腹部之大动脉搏动亦甚……此心悸亢进异于实证，以不伴血压之升腾为常。本方独用虽少，得其方义，以解释苓桂甘枣、苓桂术甘等由本方加味者甚为紧要。(《皇汉医学》)

4. ①本方适用于发汗过多，心阳受损，属于阳虚，而未至于亡阳的地步。如果是亡阳，那就要应用附子了。假使汗出不止，应加芍药以和阴气。②《肘后》治寒疝来去，每发绞痛方，即本方加牡蛎。③《千金》治口臭。(《伤寒论译释》)

012

桂枝去桂加茯苓白术汤

【药品】

生杭芍三至五钱　　炙草一至二钱

生姜一至二钱　　大枣二至四枚

茯苓三至五钱　　白术二至三钱

【方义】

此治太阳病, 偏重利小便之方, 系太阳病治疗之变法也。

【主治】

太阳病, 头项强痛, 发热, 无汗, 胸下满微痛, 小便不利。但必须是在汗下后不效时方可用之, 因为任何疾病之治疗, 都是先用常法, 后用变法。

【加减法】

有喜热现象者, 去芍药留桂枝。

【煎服法】

水二茶杯, 煎至半茶杯, 去滓温服。

【用药大意】

桂枝性温, 不适于内热证, 故去之。芍药滋阴清热, 开阴结而利小便; 茯苓、白术帮助吸收和排泄, 利小便作用甚强, 小便利即愈; 生姜、大枣调和营卫; 甘草以和诸药。

【禁忌证】

1. 未经汗下者, 不宜用(因为开始时期, 病机不易肯定)。
2. 没有喜冷性饮食之证, 不宜用芍药。
3. 没有喜暖恶寒之证, 不宜用桂枝。

按 此是根据小便不利证的观点, 而不是根据太阳病的观点而言。

【历代用药经验择要】

服桂枝汤，或下之，仍头项强痛，翕翕发热，无汗，心下满，微痛，小便不利者，本汤主之。(28)

按 "仍头项强痛"，说明未服桂枝汤或下药之先，就有头项强痛、发热等证。用桂枝汤解肌，或用下法治心下满痛，都没有注意到小便不利一证，所以都不能取效。本节之无汗，指用桂枝汤后，当出些汗而没有出，不是用桂枝汤之先没有皮肤潮润现象，不然就没有用桂枝汤的必要了。心下满，微痛，根据实践，胃部按之当有水气证候，与积食拒按之实证绝不相同。因此，小便不利和胃部有水气证状，才是使用本方之关键。

如不经误汗、误下之水饮停蓄，而外有表邪者（表实），可用小青龙汤治之；如表虚兼水饮者，则桂枝汤加苓术治之；如误汗、误下后，出现阳虚现象者，应去芍留桂；如不是阳虚，而是阴虚有热，就应去桂留芍。总之，须以见证为据。

使用本方要知道，小便癃闭证有用麻黄开外窍的治法，这样才能体会到汗和小便的关系，才能体会到太阳膀胱的作用，才能体会到小便不利可用发汗法治愈，才能体会到需发汗治疗之证，也可用利小便之法治愈。

013

桂枝去芍药加蜀漆牡蛎龙骨救逆汤

【药品】

桂枝一钱至钱半　炙草一钱至钱半

生姜一钱至钱半　蜀漆(无则用常山代之)一至二钱

大枣二至四枚　牡蛎二至五钱　龙骨二至五钱

【方义】

此补心阳, 散寒邪, 镇惊祛痰之方。

【主治】

伤寒误以火迫出汗后, 阳气飞越, 惊狂不安。但必须具有身热、恶风寒的表寒证, 和不喜冷性饮食、口不渴等阳虚证, 以及喉中有涎沫、脉滑等痰证。

【煎服法】

水二茶杯, 煎至半茶杯, 去滓温服。

【用药大意】

桂枝、炙甘草以补心阳; 芍药性寒, 不利于心阳之虚, 故去之; 生姜、大枣调和营卫, 以解未净之外邪; 蜀漆祛痰; 龙骨、牡蛎镇静, 以疗心神不安之惊狂。

【禁忌证】

喜冷畏热之里热证者, 忌之。

【类似方剂参考】

桂枝甘草龙骨牡蛎汤: 此治心阳被伤, 外邪已净, 为温性镇静之方。

【历代用药经验择要】

1. 伤寒脉浮，医以火迫劫之，亡阳，必惊狂，卧起不安者，本方主之。（112）

按 "亡阳"，是指神魂飘荡、惊狂不安等阳气飞越之证，与四肢厥逆、脉微欲绝之亡阳完全不同。

在汗多亡阳之后，仍用桂枝汤治疗，必须有一定的根据。我的看法，在这种情况下，应详审其脉，如脉仍浮者，可用桂枝汤，脉虚者，需加补益之品。龙骨、牡蛎是治疗神识不安静之主药。桂枝证没有去尽的时候，无论什么情况，都可使用桂枝汤加减治疗。

2. 火邪者，本方主之。（《金匮要略·惊悸吐衄下血胸满瘀血病脉证治》）

按 "火邪者"，是烧针、熨、熏引起的过汗亡阳病变。汗为心之液，过汗则神明无所依附而外越。所言火邪，即有其所引起的惊狂、卧起不安等烦躁现象。

又 惊悸同心跳，但有区别。凡暂时受外界刺激而心跳，谓之惊；脏器虚弱，长期心跳，微有响声即心跳不宁，谓之悸。惊用镇法，悸用补法，故有动则为惊，弱则为悸之说。

又 亡心阳是汗多后惊狂，卧起不安；亡肾阳是汗出肢冷，筋惕肉瞤。故一用桂枝救逆汤，一用真武、四逆汤。

3. 不寐之人，彻夜不得一瞑目，至五六夜必发狂，服此方。（方
   与辊）

4. 本条的亡阳，与服麻黄汤、大青龙汤过汗之亡阳不同，前者是
   从外至内，表邪虽从汗而解，但火热之邪已经内迫，扰乱神明，
   心阳不能安位，所以有惊狂不安的现象，其重点在于心阳。后者
   是从内至外，汗出后表解，阳亦随亡，所以出现振寒脉微等现
   象，其重点在于卫阳，两证机转不同，故治疗亦各异。（《伤寒论
   译释》）

014

桂枝甘草龙骨牡蛎汤

【药品】

桂枝二至三钱　炙草一至二钱

龙骨三至五钱　牡蛎三至五钱

【方义】

此补心阳, 镇心安神, 救逆之方。属温性镇静剂。

【主治】

火逆证误下后, 心阳被伤, 烦躁不安。但必须具有喜热畏冷的阳虚或寒证现象。

【煎服法】

水二茶杯半, 煎至半茶杯, 去滓温服。

【用药大意】

桂枝、甘草补心阳以救逆; 龙骨、牡蛎镇惊悸以安神。

【禁忌证】

喜冷畏热者, 忌之(因热证不宜用热药也)。

【类似方剂参考】

桂枝去芍药加蜀漆牡蛎龙骨救逆汤: 此温性祛痰镇静, 兼散外邪之方。

【历代用药经验择要】

1. 火逆下之, 因烧针烦躁者, 本方主之。(118)

2. 本方适用于因误治而致阴阳离决的阳浮于上,阴陷于下的烦
   躁证,不限定于因烧针之误……临床上每有因误用辛热刚烈
   的药品,致火热亢盛,而又用苦寒泻下,使阴气受伤于下,造
   成阴阳离隔的烦躁现象,便可用此方来进行治疗。(《伤寒论
   译释》)

3. 更有阳盛阴虚而见此症者,当用炙甘草加减,用枣仁远志茯
   苓当归等味,又不可不知。(《伤寒附翼》)

015

桂枝麻黄各半汤

【药品】

桂枝一钱至钱半　生杭芍一钱至钱半

生姜五分至一钱　炙草五至六分　麻黄一钱至钱半

大枣一至二枚　杏仁一钱至钱半

【方义】

此治风寒客于肌表, 其证较轻, 为日较久, 系辛温发汗之轻剂, 古人所谓之小发汗剂也。

【主治】

太阳病, 轻度发热恶寒, 一日二三度发, 脉较微, 有欲汗的趋势, 如面有热色, 或身痒等证, 且没有口渴喜冷的内热现象者。

【煎服法】

水一至二茶杯, 煎至半茶杯, 去滓温服。

【用药大意】

桂枝汤解肌肉中之风寒, 麻黄汤散皮肤中之风寒。因前未汗, 故不得不发其汗, 但日数颇久, 病势也轻, 所以小发其汗。

【禁忌证】

1. 寒热似疟, 病势较重, 脉较有力, 适用重剂治疗者, 不宜用(药轻不能胜任也)。
2. 兼有口渴、喜冷等内热现象者, 忌之(恐以火益火, 犯阳盛之戒也)。
3. 由于汗后形成寒热如疟者, 不宜用(因麻黄用量较多, 恐发汗太过也)。

【类似方剂参考】

1. 麻黄汤: 此治病势较重, 为辛温发汗之重剂。

2. 桂枝二越婢一汤: 此治风寒在肌表, 兼有口渴喜冷内热证, 为辛凉小发汗剂。

3. 桂枝二麻黄一汤: 此治汗后形成的寒热如疟证, 麻黄用量较少, 为辛温小发汗剂。

【历代用药经验择要】

太阳病, 得之八九日, 如疟状, 发热恶寒, 热多寒少, 其人不呕, 清便欲自可, 一日二三度发。脉微缓者, 为欲愈也; 脉微而恶寒者, 此阴阳俱虚, 不可更发汗、更下、更吐也; 面色反有热色者, 未欲解也, 以其不能得小汗出, 身必痒, 宜本汤。(23)

按 "如疟状", 指寒热发作有间歇的时间而言。具体时间, 疟疾发作有定时, 此证是一日二三度发; 疟疾是寒热往来, 此则是寒热并见。所谓"热多寒少", 是指程度而不是指时间多少。如果指时间多少, 就成为寒热往来了。根据实践, 寒热往来证使用本方不会有效。

本节主要精神是前此未汗, 根据寒热面赤、身痒, 还应当发其汗, 但由于日数颇久, 病势较轻, 脉象又微, 不能大发其汗, 故用此小发汗剂。前贤陈修园"前此未汗, 不得不发其汗, 因日数颇久, 故小发其汗"亦正此意也。

在太阳病中, 麻桂二方为辛温发汗及解肌的主要方剂, 临床始终本着无汗脉紧用麻黄, 有汗脉缓用桂枝的法则而应用。而桂麻各半汤及桂二麻一汤, 虽然用量上有所不同, 但都是麻黄、桂枝的复合方，临床应用又当以什么为标准呢？

许多书认为这是邪微表郁，宜用小发汗的轻剂，还有的认为是治桂枝证、麻黄证各半，及桂枝证多、麻黄证少者。诚然，表邪轻者可用轻剂，问题是这个轻的界限，以及桂枝证、麻黄证的多少界限如何掌握？实令人有无从衡量之苦。而且经文中指出的"如疟状""形似疟"，又须与少阳小柴胡汤证加以鉴别。弄清这几点，才会应用此三方。

姜佐景云："凡发热恶寒同时皆作，有汗者用桂枝汤，无汗者用麻黄汤。发热恶寒次第间作，自再发以至十数度发者，择用桂二麻一等三方，层次厘然，绝无混淆。"的确，从临床看，桂枝证、麻黄汤证没有似疟如疟等间歇情况。

至于小柴胡汤主证，为寒热往来，其特点为恶寒时不发热，发热时不恶寒，所谓寒往而热，热往而寒，相因不止，并常兼呕吐，口苦，脉弦等证。

疟疾发作有定时，或日一发，或间日一发，未有一日数度发者。本证则寒热一日二三度发，至十数度发，无定型，但有休止，同时不兼呕吐，弦脉，这和柴胡汤证、疟疾有所不同。

016

桂枝二麻黄一汤

【药品】

桂枝一钱至钱半　生杭芍一钱至钱半

麻黄五至七分　生姜五分至一钱　杏仁五至七分

炙草五至七分　大枣一至二枚

伤寒论113方 临床使用经验

【方义】

此治汗后风寒仍在肌表之轻证，也是辛温小发汗之方。

 此是发汗后使用麻黄的复法。

【主治】

太阳病，发汗后，轻度的发热恶寒，如疟状，一日二三度发，脉较微弱，没有口渴、喜冷等内热现象。

【煎服法】

水一至二茶杯，煎至半茶杯，去滓温服。

【用药大意】

桂枝汤解肌肉中风寒，麻黄汤散皮肤中风寒。但在汗出之后，虽有表证，也不宜过用发散之药，恐汗多伤津亡阳也，所以麻黄用量比较少些。

【禁忌证】

1. 寒热如疟，脉虽微弱，但未经发汗者，不宜用（因麻黄用量较小，恐不能胜任也）。
2. 有口渴、喜冷证者，不宜用（恐误犯阳盛之戒也）。

【类似方剂参考】

1. 桂枝麻黄各半汤：此治寒热如疟，病势较轻，未经发汗者，为辛温小发汗剂。

2. 桂枝二越婢一汤: 此治风寒在肌表, 兼有内热, 其证较轻者, 为辛凉小发汗剂。

【历代用药经验择要】

服桂枝汤, 大汗出, 脉洪大者, 与桂枝汤, 如前法。若形似疟, 一日再发者, 汗出必解, 宜本汤。(25)

按 应当注意的是大汗之后, 不可更行大汗之法。如果表邪未尽, 或汗后有所复感, 仍需要以汗解之者, 其药品必须从轻, 即如本条之义。

根据实践认为, 这种变证多由复感形成, 自然的转变似不可能。不然的话, 如何想到使用麻黄, 又如何解释汗后使用麻黄之矛盾?

017

桂枝二越婢一汤

【药品】

桂枝一钱至钱半　生杭芍一钱至钱半

炙草五分至一钱　麻黄五分至一钱

生姜八分至一钱　大枣一至二枚　石膏钱半至二钱

【方义】

此风寒在肌表，兼有内热之里证，证状较轻浅之辛凉小发汗剂。

【主治】

太阳病，轻度发热恶寒，热多寒少，脉不甚浮数而较微弱，但必须兼有口渴、喜冷等内热现象。

【煎服法】

水一至二茶杯，煎至半茶杯，去滓温服。

【用药大意】

桂枝汤解肌，越婢汤发散表邪兼清内热。

按 本方其实是桂枝汤加麻黄、石膏，临床酌量用之可也。

【禁忌证】

1. 寒热病势较重，脉较有力，兼内热者，不宜服（恐药轻不能胜任）。
2. 没有口渴喜冷等内热证者，忌之（石膏没有使用的必要）。
3. 单发热不恶寒，虽有口渴喜冷证，也不宜服（此是阳明经病，不宜用辛温之桂枝）。

【类似方剂参考】

1. 大青龙汤：此是发汗兼清内热之重剂。
2. 桂枝麻黄各半汤：此是不兼内热之辛温小发汗剂，发汗药较多些。

3. 桂枝二麻黄一汤：亦是不兼内热之辛温小发汗剂，发汗药较少些。

4. 白虎汤：此清阳明经热之方。

【历代用药经验择要】

太阳病，发热恶寒，热多寒少，脉微弱者，此无阳也，不可发汗，宜本汤。（27）

按 本节所述证状也是轻浅的，所以不需要重剂。就本节之头痛、项强、发热、恶寒、无汗，本应使用麻黄汤治疗，但由于脉较微弱，故不宜单用麻黄汤，以防汗出过多，应该用桂枝汤加麻黄为宜。但方中又加了石膏，几乎令人莫名其妙。诸家注释，多牵强附会。根据实践，我认为必然有内热证，虽轻微的喜冷、喜饮现象也必须具备，不然就是无的放矢。所以，我认为此方是表寒里热之双解剂。

淮按 三方的运用，应根据①发病日久、②脉象微弱、③寒热如疟、④或经过汗法等选用。

桂枝麻黄各半汤：病迁延日数较长，正气略虚，表邪未解，面赤身痒，邪郁于表，欲汗而不得出者，用本方因势利导之。本方主证为轻度表证，无汗，脉微弱，不喜冷性饮食，药量是总方的三分之一。

桂枝二麻黄一汤：在桂枝汤基础上少佐麻黄以开表，因服桂枝汤发汗后，有形如疟的变证。这种变证，根据经验有的由复感而来，有的为发汗后表邪未尽。总之，大汗后不可再大发汗，只可以本方轻剂治之。主证为汗后寒热如疟，无汗，不喜冷性饮食。

以上二方不同处，桂麻各半汤证是未经发汗而病久致虚，桂二麻一汤证是汗后之变证，其他证状基本是一致的。

桂枝二越婢一汤：为桂枝汤少加麻黄石膏而成。这是表证无汗，因脉象微弱，不适于麻黄汤，恐汗出过多，所以用桂枝汤少加麻黄治之；其用石膏者，必有内热之证，如口渴喜冷等。

018

桂枝
附子汤

【药品】

桂枝 三至四钱　附子 二至三钱　炙草 一至二钱

大枣 二至四枚　生姜 一至三钱

【方义】

此散风寒,补阳胜湿之方。

【主治】

风寒湿痹,风寒较盛,湿邪较轻,兼有阳虚现象者。其身体疼烦,不能转侧。但必须具有恶风寒,不喜冷性饮食,口不渴,不呕,脉浮虚而涩,或脉较微等现象。

【加减法】

桂枝附子汤减轻分量名桂枝去芍药加附子汤,治太阳病误下后,胸满、脉微、恶寒之证。

按 此二方从药的品种上看是相同的,从药的剂量上看是不同的。名称既异,作用当然不同,这是容易理解的。但临床上互用起来是否会有害? 这是一个重要问题。我认为,彼方用于此证绝不会有显著效果,因为桂、附用量少,甘、枣缓补之性相对增强,而此证宜于温散,不宜于缓补也;如此方用于彼证,便有可能形成坏病,因桂枝散性过甚,不利于阳虚之证也。

【煎服法】

水三茶杯,煎至半茶杯,去滓温服。

【用药大意】

桂枝、生姜辛温以散风寒,附子补阳以胜寒湿,甘草、大枣和诸药以保护中气。

【禁忌证】

有内热现象者（如口苦、喜冷、脉象实大洪数等），忌之。

【类似方剂参考】

1. 桂枝附子去桂加白术汤（即白术附子汤方）：此治阳虚寒湿较胜，风邪较轻之痹证方。
2. 甘草附子汤：此治脾虚阳虚、寒湿较胜之痹证方。

【历代用药经验择要】

伤寒八九日，风湿相搏，身体疼烦，不能自转侧，不呕，不渴，脉浮虚而涩者，本汤主之。（174）

按 身体疼烦，有人认为是疼得较甚，也有人认为是痛得频繁。根据实践，这种疼痛心中多有麻烦的现象。

本汤主证是身体疼痛较甚（即风寒湿痹证），但须具有脉象浮虚而涩，口不渴，不喜冷性饮食等证，最忌有内热现象。

曹颖甫谓，此汤服后觉身痹，痹者麻木之谓。凡服附子后不但身麻，即口中、额俱麻，否则药未中病，即谓无效。其人如冒状勿怪。所谓冒者，如中酒之人欲呕状，其人头晕眼花，愦愦无可奈何，良久蒙眬睡去……溃然汗出而解矣。

淮按 此为附子中毒证状，而非药中病，多见于煎煮时间不足半小时者，应告嘱患者煎煮时间及可能出现之反应，庶几不致手足无措也。

019

桂枝附子去桂加白术汤

【药品】

生白术三至四钱　附子二至三钱

炙草一至二钱　生姜二至三钱　大枣二至四枚

　伤寒论113方 临床使用经验

【方义】

此补阳胜湿, 兼散风寒之方。

【主治】

风寒湿痹, 身体疼痛较甚, 不能转侧, 大便溏, 小便利, 脉浮虚而涩。但必须具有不喜冷性饮食、不渴的寒证, 及阳虚现象。

【煎服法】

水二茶杯, 煎至半茶杯, 去滓温服。

按 服后如身有麻痹, 或神识昏冒现象者勿惧。此附子毒性、副作用的表现, 当减其量用之。

【用药大意】

附子、白术温经通阳, 以治寒湿, 余药调和营卫以散风邪。

【禁忌证】

口渴, 喜冷, 脉洪大有内热证者, 忌之。

【类似方剂参考】

桂枝附子汤: 此治风寒湿痹, 身体疼痛, 湿邪较轻之方。

【历代用药经验择要】

1. 伤寒八九日, 风湿相搏, 身体疼烦, 不能自转侧, 不呕, 不渴, 脉浮虚而涩者, 桂枝附子汤主之。若其人大便鞕, 小便自利者, 本汤主之。(174)

按 本汤主证为身体疼痛较甚，且没有喜冷思饮之内热证。

大便鞕应作大便溏，否则，白术没有使用的必要。

此证脉较小者用之即有效，不一定只限于浮虚而涩，因为小脉属于阳虚范围之脉。

又 桂枝不去亦无弊害，因此证还有外因的一面。

2. 此湿胜风之主方也。(《伤寒论浅注》)

020

小建中汤

【药品】

桂枝一钱半至三钱　炙草一至二钱

生姜钱半至二钱　生杭芍三至六钱

大枣二至四枚　饴糖二至四钱

【方义】

此温中补虚，缓急止痛之方。

【主治】

腹痛喜按，或心悸心烦。但必须具有不喜冷性饮食，及脉虚弱之证。

按 此方补而不滞，治虚而兼寒之胃下垂，大便不利，腹胀。不适用参、芪补剂者，用之最效。

【煎服法】

水三茶杯，煎至一茶杯，去滓，入饴糖再煎至半茶杯，温服。

【用药大意】

桂枝、芍药温通血脉，饴糖、大枣、生姜、炙甘草补中散寒，故治虚而兼寒之种种疾病。

【禁忌证】

1. 呕家不可服（甘能动呕也）。

2. 喜冷者，不可服（热证不宜用温药也）。

3. 腹痛拒按者，不可服（实证不宜用补药也）。

【类似方剂参考】

1. 桂枝加芍药汤：此是治寒性腹痛之方。

2. 桂枝甘草汤：此是治心阳虚心悸之方。

伤寒论113方 临床使用经验

3. 内补当归建中汤: 此是治产后虚赢不足, 腹中绞痛之方。

【历代用药经验择要】

1. 伤寒, 阳脉涩, 阴脉弦, 法当腹中急痛, 先与本汤, 不差者, 小柴胡汤主之。(100)

按 阳脉涩, 指浮取涩, 主气血不足; 阴脉弦, 指沉取弦, 主痛, 主肝不和。根据实践, 这种腹痛为拘急而痛, 多发于脐之上部, 且没有拒按现象。在治疗上, 前方以祛寒为主, 寒去之后, 痛仍不止者, 除舒畅神经、温通血脉外, 更无别法。所谓和肝者, 正包括了以上两种作用, 故用小柴胡汤 (去黄芩加芍药) 以治, 这里柴胡不必多用。

二证之腹痛容易混淆, 故要明确诊断, 分别用之, 非教人先用小建中而后用小柴胡也。

2. 伤寒二三日, 心中悸而烦者, 本汤主之。(102)

3. 虚劳里急, 悸衄, 腹中痛, 梦失精, 四肢酸疼, 手足烦热, 咽干口燥, 本汤主之。(《金匮要略·血痹虚劳病脉证并治》)

按 本证是阴阳两虚的虚劳证, 即慢性虚弱性疾患。其病理是脾胃阳气虚弱, 不能和阴, 经脉失去濡养, 故见腹痛, 腹部有纠急感 (弦急); 由于阳气虚弱, 运化功能不足, 津液因之亏虚而见心悸、衄血、手足烦热、咽干口燥等阴不和阳之证, 及阳不摄阴则见遗精、肌肉失养、四肢酸痛等证。总之，这些寒热证状来源于中焦阳气虚弱，故不能以寒治热，以热治寒，惟甘温建中，协调阴阳，则诸证自失。

4. 男子黄，小便自利，当与本汤。(《金匮要略·惊悸吐衄下血胸满瘀血病脉证治》)

按 本证之黄疸，非胆红素引起，乃脾气虚弱所致。陆氏谓营养不良，肌肤萎黄病。我们知道黄疸(阳黄)由湿热阻滞无从排泄引起，今小便自利，则湿热有出路不致成黄，如草木春夏呈绿，秋冬干黄一样。故用小建中汤建立中气，则其黄自退。以药测证，本证当有脉沉迟弱，自汗身冷，大便不实，喜静嗜卧等虚劳之证。

5. 治腹痛如神，然腹痛按之便痛，重按之却不甚痛，是气痛。气痛不可下，下之愈痛，此虚寒证也。本方专治腹中虚寒，补血，尤治腹痛。(《苏沈良方》)

6. 治痢不分赤白新久，但腹中大痛者，神效。其脉弦急，或涩浮大，按之空虚，或举按皆无力者是也。(《证治准绳》)

7. 加当归，名内补当归建中汤，治产后虚羸不足，腹中绞痛不止。产后一月，日得服四五剂为善，令人力壮。(《备急千金要方》)

伤寒论113方 临床使用经验

8. ①虚寒性腹痛，其痛时作时止，按之痛势得减，腹部濡软。②自汗盗汗皆可以加减治疗，自汗气虚的可加黄芪，盗汗营虚的可加小麦、茯神。③黄胖病，其证面浮而发黄，全身无力，动则气喘，脉象虚弱，舌淡不华，食欲减退。④虚劳证见到亡血失精，四肢酸痛，乏力，手足烦热，腹中痛，悸衄，恶寒，内热等证状的，可用本方建其中气，补其脾胃，使食物增进，则阴血自旺，精气自充，是为治本的良法。⑤腹痛用本方辨证要点：脉虚弦或双弦，食则痛缓，按之痛减，吐酸等脾胃虚寒、肝木乘土之证。(《伤寒论译释》)

9. 腹痛喜按，痛时自觉有寒气上自胸中，下迫腹中，脉虚弦，本汤主之，其效如神。

又 月事将行，必先腹痛，脉左三部虚。此血亏也，宜当归建中汤。(《经方实验录》)

10. 急、慢性疾患而发之腹痛，呈贫血虚寒型，按之则痛减，或手足冷，心下悸，腹痛，时喜屈卧，喜温罨、手扪，着寒则易痛，脉弱，遗精，体温不足，畏风寒，神经衰弱型体质者为本方之适应。(《古方临床之运用》)

11. 阴虚火旺者；嗽证及痰火者；吐蛔者；中满者；脉数者，均不可用此汤。(《伤寒论类方汇参》)

021

桂枝
人参汤

【药品】

桂枝一至二钱　炙草一至二钱　人参一至三钱

生白术二至三钱　干姜二至三钱

　　　　　　　伤寒论113方 临床使用经验

【方义】

此温补肠胃, 兼散表寒, 为表里虚寒兼治之方。

【主治】

太阳病, 误下后, 胃脘痞满, 下利, 兼有身热恶寒之表证。但必须具有脉沉迟而虚和不喜冷性饮食等现象 (因单纯下利, 不能肯定为虚寒)。

【煎服法】

水三茶杯, 先煎后四味, 煎至一茶杯时, 再入桂枝, 再煎至半茶杯, 去滓温服。

【用药大意】

后四味药名人参汤, 即理中汤, 治肠胃虚寒之痞满下利; 桂枝辛温, 以散太阳之表寒。先煎后煎者, 是取生者气锐先行, 熟者气钝行缓之意也。

【禁忌证】

有口苦、喜冷等热证者, 忌之。

【类似方剂参考】

1. 先用四逆汤温里, 后服桂枝汤解表之法: 此是表里俱寒分治之法。
2. 半夏泻心汤: 此治虚而寒热夹杂、痞满下利之方。

【历代用药经验择要】

1. 太阳病, 外证未除而数下之, 遂协热而利, 利下不止, 心下痞鞕, 表里不解者, 本汤主之。(163)

按 与葛根汤解表而里证自愈之病理近似, 但重点是以里虚寒为主, 因未至先救里、后解表之程度, 故温里解表同治之。

本节为表里兼证, 应参考以下两条的治法:
(1)葛根汤解表而里证自愈的治法。
(2)葛根黄芩黄连汤清里解表的治法。

2. 素有里寒, 挟表热而下利不止, 主以本汤。(《类聚方广义》)

3. 治人参汤证(心下痞硬, 小便不利或急迫, 或胸中痹者)而上冲急迫剧者。(《方极》)

022

芍药
甘草汤

【药品】

生杭芍三至四钱　炙草三至四钱

【方义】

此滋阴养血,治腿脚拘挛之方,也是健脾和肝并行不悖之方。

【主治】

阴虚血虚,腿脚挛急,兼咽干烦躁。但必须具有阴虚内热现象,如脉数无力、喜冷等。

【煎服法】

水三茶杯,煎至半茶杯,去滓温服。

【用药大意】

炙甘草补中和中,以滋血之源;芍药敛阴和肝,兼逐血痹,以畅血行。血行之障碍消除,故四肢之拘挛得解。

【禁忌证】

兼四肢厥冷、脉沉而迟、喜热怕冷之挛急证者,忌之(因为是寒证,《内经》所谓"诸寒收引"是也)。

【类似方剂参考】

当归四逆加吴茱萸生姜汤:此治寒中厥阴,手足拘挛之方。

【历代用药经验择要】

1. 伤寒脉浮,自汗出,小便数,心烦,微恶寒,脚挛急,反与桂枝欲攻其表,此误也。得之便厥,咽中干,烦躁吐逆者,作甘草干姜汤与之,以复其阳;若厥愈足温者,更作本汤与之,其脚即伸。(29)

2. 胫尚微拘急,重与本汤,尔乃胫伸。(30)

按 咽干烦躁，脚挛急，属阴虚，故宜本汤。凡病人素便溏与中虚者，服之则增剧。根据经验认为，此方能够使肝胃相互协调，两不相碍，对胃溃疡、肝硬化有一定疗效。

3. 止腹痛如神，脉迟为寒，加干姜；脉洪为热，加黄连。(《医学心悟》)

4. 脚弱无力，行步艰难。(《朱氏集验方》)

5. 能健脾胃者，多不能滋阴分，能滋阴分者，多不能健脾胃。此方有甘苦化阴之妙，故能滋阴分，有甲己化土之妙，又能健脾胃。(《医学衷中参西录》)

6. 芍药能活静脉之血，故凡青筋暴露，皮肉挛急者，用之无不效。
不仅能治脚挛急，凡因跌打损伤，或睡眠姿势不正，因而腰背有筋牵强者，本汤治之同效。
足过多行走时则肿痛而色紫，天寒不可向火，见火则痛剧，眠睡至晨而肿痛止，至夜则痛如故，惟痛甚时筋挛，赤白芍各一两，生甘草八钱，二剂愈。(《经方实验录》)

7. 治小肠腑发咳，咳而失气。(《内科摘要》)

8. 腹中挛急而痛者；小儿夜啼不止。(《类聚方广义》)

9. 足跟痛。(《建殊录》)

023

芍药甘草
附子汤

【药品】

生杭芍 三至五钱　　炙草 一至二钱

炮附子 三至五钱

　　　伤寒论113方 临床使用经验

【方义】

此敛阴回阳之方也。

【主治】

发汗后，表证已解，汗尚未止，反恶寒者，阴阳两虚也。但脉必微而数，方能确定。

> **按** 表证已解，故不用桂枝。汗未止，兼见数脉为阴虚；恶寒，兼见微脉方为阳虚。

【煎服法】

水二茶杯半，煎至半茶杯，去滓温服。

【用药大意】

附子补阳以治恶寒，芍药滋阴以敛汗液，甘草补中兼和，既可固后天之本，又可和二药之偏。

【禁忌证】

1. 有发热、头痛、脉浮之表证者，忌之。
2. 有喜冷性饮食之热证者，忌之。

【类似方剂参考】

1. 桂枝加附子汤：此治表证不解兼阳虚之方。
2. 芪附汤：此治卫阳虚自汗之方。

【历代用药经验择要】

1. 发汗，病不解，反恶寒者，虚故也，本汤主之。(68)

按 "不解"二字,不是表邪不解,而是没有恢复正常,是指反恶寒之证而言。果系表邪不解,应有头痛、发热、脉浮,宜用桂枝加附子汤,绝没有使用本方之必要。"虚"是阴阳俱虚或营卫俱虚,以营为阴血,卫为阳气也,但绝不是单纯卫阳虚,因卫阳虚宜芪附,不宜芍附。

又 本方用附子,为人所易于理解,但使用芍药还没有一致认识。如吉益氏云当有脚挛急证,陆氏云有肌肉挛急,曹氏云疏达营血,使得充满微细血管之中,周氏云汗多为阳虚。这些说法都有一定道理,按法使用也有一定效果。但我从实践中体会,汗后恶寒,手足厥冷,脉微者用四逆辈治之;汗后恶寒,手足不厥冷,脉沉而微者本方治之。因无身热,不宜桂枝加附子汤;无四肢厥冷,亦不宜四逆汤。不用附子则阳无以回,用之又怕伤阴,在用药两难的情况下,佐以芍药最为相宜。我的看法当否,可进一步研究。

2. 芍药甘草汤原为血不养筋,两脚挛急,疏导营血下行之方……更加熟附子一枚以助之,使血分中热度增高,而恶寒之证自愈。(《伤寒发微》)

3. 用于疝及痛风、鹤膝风;凡下部之冷,专冷于腰者,宜苓姜术甘汤,专冷于脚者,宜此方。(《方函口诀》)

024

麻黄汤

【药品】

麻黄一至三钱　桂枝一钱至二钱半

甘草一钱　杏仁一钱至二钱半

【方义】

此散寒发汗,辛温解表之重剂。为冬季严寒地区治疗表寒无汗证之主方也。

【主治】

伤寒无汗之太阳病,其证发热恶寒同时并见(有一日二三发,如疟状者,初起时也有单恶寒尚未发热者),及头部痛(有兼额部或项部痛者,因太阳之脉上额交巅也),项强,或身疼腰痛,骨节痛,脉浮而紧,或兼气喘,或兼胸满。但必须具有不喜冷性饮食,或不欲饮水,舌苔淡白而薄,或无苔而润,小便清白等证。

【加减法】

1. 喘证较甚,恶寒不太重者,去桂枝。

2. 项背强直较甚,为寒邪波及背部,宜重加葛根。

3. 脉不浮紧而虚无力,或素弱,大病后,产后,酌加人参、黄芪、当归等补气血之品。

4. 脉不浮紧,但沉而微细者,兼少阴证也。可采取表里兼治之法,或单纯温里之法,或先温里后解表之法[参考麻黄附子细辛(甘草)汤用法]。

5. 兼咳嗽不得卧者,为寒邪波及气管,有水饮也,酌加干姜、细辛、五味子。

6. 兼胸闷气滞者,加香附、枳壳(可参考十神汤)。

7. 兼脐腹拒按、便秘等内实证者,加大黄、芒硝(可参考防风通圣散、双解散)。

8. 兼关节肿痛,或身痛不能转侧者,外湿也。加苍术,或去桂枝加薏苡仁（可参考麻黄加术汤、麻杏苡甘汤）。

9. 夏月兼便溏等内湿证，加茯苓、白术（参考藿香正气散）。

10. 兼失血证（产后证在内），不是血虚即是内热，可分别新久，或加养血药，或加清热药，或改用和解方（参考小柴胡汤、麻黄四物汤）。

11. 素患脓疡，或小便淋涩，或素有出汗病而兼患本证者，绝不可单用本方，必须着重滋阴养液，清热、补气血，少加荆芥、防风即可，麻黄必要时可少用。

12. 兼口干，口苦，咽喉干燥，舌黄，喜饮，喜冷，烦躁者，内热也，去桂枝加石膏等泻火药。

13. 无气喘者，亦可使用代替方，即微发汗之方，如羌防香苏散等。

【服后的处理】

1. 服后无反应，只要主证仍在即可继续服之，最多可连用三次，恐热药积累，伤津增热。必要时加玄参、麦冬、生地黄、生石膏预防之。

2. 服后汗出不多，而诸证如前者，应按法继服桂枝汤。为了确当，可参考桂枝麻黄各半汤、桂枝二麻黄一汤。

3. 汗后热未退，或热度益增高，为诊断未确，系有内热。可选用麻杏甘石汤、银翘散、白虎汤。

4. 汗出不止者，可用温经益元汤、四逆汤。

【煎服法】

水一茶杯半，煎至半茶杯，去滓温服，覆被取汗。

按 旧有先煎麻黄去上沫的煎法，我试验去不去沫，疗效没有显著差别。

【用药大意】

麻桂以散风寒；杏仁以利肺气，并助麻黄以定喘；甘草和中以助汗源，并调和诸药。

【禁忌证】

1. 阴虚、血虚、津液不足，或有内热证，如口渴喜冷性饮食者，咽喉干燥者，淋家，疮家，衄家，亡血家，汗家，均不可服。
2. 阳虚、气虚，或有里寒证者，如身重，心悸，脉微者，尺中迟者，有汗或多汗者，均不可服。

按 以上各禁忌证，都指麻黄汤证兼见之证而言，深恐医者误发其汗，亡其津液，致虚者益虚，热者益热，酿成种种事故。

【类似方剂参考】

1. 桂枝汤：此治太阳病有汗之方。
2. 麻杏甘石汤：此辛凉解表之方。
3. 大青龙汤：此治表寒兼有内热证之方。

【历代用药经验择要】

1. 太阳病，头痛发热，身疼腰痛，骨节疼痛，恶风无汗而喘者，本汤主之。(35)

按 无汗是使用本方的关键证之一。本节麻黄汤证状比较全面，除"无汗""喘"二证外，其余大部分和桂枝汤证相同。

又 喘虽以麻黄汤为特效药，但临床应用不一定以喘为标准，因为喘证不显著的时候，用之同样有效，所以把喘列为本汤之副证。

临证多见肌肤粟起，以手抚之全无润意，舌苔滑，口中和，不烦渴，绝无阴伤津亏现象者。

2. 太阳与阳明合病，喘而胸满者，不可下，宜本汤。（36）

按 "阳明"是指胸满而言（方氏说胸乃阳明之部分），为寒邪闭郁，肺气壅滞之象，可发散而不可攻下，故用本汤即愈；同时体会到麻黄汤有治疗胸满的作用。

3. 太阳病，十日以去，脉浮细而嗜卧者，外已解也，设胸满胁痛者，与小柴胡汤，脉但浮者，与本汤。（37）

按 本节和上一节对比，说明胸满与喘并见者，宜麻黄汤发散；与胁痛并见者，宜小柴胡汤和解。

4. 太阳病，脉浮紧，无汗发热，身疼痛八九日不解，表证仍在，此当发其汗，服药已微除，其人发烦目瞑，剧者必衄，衄乃解，所以然者，阳气重故也。本汤主之。（46）

按 服本汤后出现内热现象，不可等待其衄，应改用辛凉（如大青龙之类），随证加减施治。发现衄后，注意观察，如体温渐降，脉象渐趋和缓，为病从衄解之象。如温度转高，急宜清热养阴，如连翘、生地黄、白茅根、白芍、黄芩、黄连、知母、石膏等随证选用，便秘者酌用大黄，柴胡应慎用，麻黄汤不可妄用。

5. 脉浮数者，法当汗出而愈，若下之，身重心悸者，不可发汗，当自汗出乃解，所以然者，尺中脉微，此里虚，须表里实，津液自和，便自汗出愈。（49）

按 此"浮数"应该带有紧象，不能兼有洪象。当汗而误用下法，之后出现身重心悸，有两种情况：①阳虚水泛真武汤证；②津液内伤小建中汤证。

"不可发汗"，说明误下后出现身重心悸之变证，此时虽有表证，亦不可再行发汗，以免引起筋惕肉瞤。"当自汗出"，不是等待，而是随证处理，以培养汗源。

6. 脉浮紧者，法当身疼痛，宜以汗解之，假令尺中迟者，不可发汗，何以知然？以荣气不足，血少故也。（50）

按 说明脉浮紧、身疼痛者可用麻黄汤汗之。同时指出，脉迟者（尺中迟不是单指尺脉迟，临床实践未有寸关二脉不迟而尺脉独迟者）不可发汗，这种情况当用小建中汤。

伤寒论113方 临床使用经验

7. 脉浮者, 病在表, 可发汗, 宜本汤。(51)

8. 脉浮而数者, 可发汗, 宜本汤。(52)

按 以上二节, 是承上麻黄汤证, 引伸麻黄汤之应用, 不是单凭脉象使用麻黄汤, 而应以主证为依据。

9. 伤寒脉浮紧, 不发汗因致衄者, 本汤主之。(55)

按 说明麻黄汤证, 未经发汗而出现衄证, 只要衄在, 即可用麻黄汤治之。但根据实践, 无论衄之轻重(如陈氏所说: 点滴不成流), 绝不可单独使用麻黄汤。因为既有少许衄血, 即是兼有内热之证据, 也就是麻黄汤之禁忌证。所以我的看法, 虽在仍需发汗解表之际, 也应酌加黄芩、黄连、犀角[1]等清热凉血之品以佐之。

10. 咽喉干燥者, 不可发汗。(83)

按 以下七节均为发汗之禁忌证。临床遇到此类情况, 如仍需发汗, 应改用其他方法, 如辛凉发汗法, 或温中散寒法。如需用本汤时, 必须加减适当, 才能避免错误, 取得疗效。

11. 淋家不可发汗, 发汗必便血。(84)

---

[1] 按: 现已禁用。

按 淋家，如兼需要发汗之病时，可用辛凉解表加滑石、生地等为宜。

12. 衄家不可发汗，汗出必额上陷，脉急紧，直视不能眴，不得眠。（86）

按 在未经误汗之先，我仿照产后用小柴胡汤，治之多效。已经误汗之后，恐致不救，不得已可参照温病四损的治法。

13. 疮家虽身疼痛，不可发汗，汗出则痉。（85）

按 未发汗之先，曹氏主张用熏洗外治微汗之法，我认为宜辛凉解表法酌加补气养血药，如生黄芪、当归类。或选用人参败毒散、小柴胡汤加减。痉病治法详《金匮要略》。

14. 亡血家不可发汗，发汗则寒栗而振。（87）

按 在未汗之先，如发现可汗之证（如麻黄汤证），应该仿照产后使用小柴胡之例加减治之。误汗之后，宜用补血之剂，但需随证施治，方能恰当。如曹氏治一血崩恶寒蒙被而卧之证，用熟地黄四两、党参三两、陈皮五钱治愈。这是血崩致虚，虽和本节之误汗不同，但都是虚损，故可作参考。不过在辨证方面是需要注意的。

15. 汗家重发汗，必恍惚心乱，小便已阴疼，与禹余粮丸。（88）

　　　　　　　伤寒论113方 临床使用经验

按 平素好出汗的人最易外感，外感之后，不仅麻黄汤不可轻用，其他发汗剂也宜慎重。或使用小剂量，或佐以补益之品，否则会造成重病。

本节为误汗后，津液损伤，致心虚神识不安，与火劫发汗亡阳、惊狂同一机理；小便已阴痛亦系伤阴之象。

禹余粮丸缺，王自休认为由禹余粮、赤石脂、生梓皮、赤小豆为丸。姑存之，以待进一步研究。

16. 病人有寒，复发汗，胃中冷，必吐蛔。(89)

按 内寒之人，复感外邪，其脉应迟而微，治宜温中散寒，或先温里后解表，一切发汗剂都宜慎用。本节误用，致胃冷吐蛔，可用理中汤送乌梅丸治之。

17. 阳明中风，脉弦浮大而短气，腹都满，胁下及心痛，久按之气不通，鼻干，不得汗，嗜卧，一身及目悉黄，小便难，有潮热，时时哕，耳前后肿，刺之小差，外不解，病过十日，脉续浮者，与小柴胡汤。脉但浮，无余证者，与本汤。(231)

按 本节证象复杂，所定的名称、诊断，和所举的治疗方法，都不够合拍，所以不可取法，当另作研究。有人认为此证应按黄疸施治，我认为有些道理。

18. 阳明病, 脉浮, 无汗而喘者, 发汗则愈, 宜本汤。(235)

按 阳明病初期, 微兼恶寒而未见内热证时, 或有使用的必要。如不恶寒, 或出现口渴等热象, 则不可再用本方了。

19. 冷风哮, 与风寒湿三气成痹等证, 用此辄效。(《伤寒附翼》)

20. 初生儿, 有时时发热, 鼻塞不通, 不能哺乳者。(《类聚方广义》)

21. 临床常有服麻黄汤转为阳明者, 此因人禀赋多阴亏, 可于方中加知母数钱, 以滋阴退热; 又有阳分虚者, 当于麻黄汤中加补气之药以助之出汗。(《医学衷中参西录》)

22. 本方不拘喘之有无, 以脉浮紧, 无汗, 头痛, 发热, 恶风, 恶寒, 身疼痛为目标。(《古方临床之运用》)

23. 归纳本方使用法:
主证: 外感初期, 恶寒或寒热并见, 无汗, 脉浮有力, 舌白, 不喜冷性食品, 口不渴等。
副证: 气喘胸满, 咳嗽, 头痛项强, 腰痛, 骨节疼痛。
禁忌证: 有汗, 尺脉迟或沉, 咽喉干燥, 淋家, 疮家, 亡血家, 汗家, 脐上下左右有动气者。

附：

麻黄汤的使用法
——分十个问题来研究

（太原市中医学会第一次学术讲座）

一九五四年一月三十日

主讲者：李翰卿主任

我对古今处方的使用方法有三个标准：

1. 绝不根据病名，也不固守成法。

2. 以主证为标准，但也不单纯地只限于主证一部分的现象。

3. 肯定主证以后，再结合上全身的其他兼症和发病的情况与时间，以及治疗的经过等等。根据历来名医经验过的法则，联系病人的具体实际，该用原方的用原方，该加减的便加减，绝不是死板一套地、捕风捉影地去使用，更不是头痛加一味头痛药，足痛加一味足痛药，随意乱凑地去使用。都是按照一定法则实事求是地去使用的，而且也是有计划有步骤随机应变地去使用的。

一、方义

本方系后汉张仲景的处方。它能治人体不能适应风寒的突变，反被突变的风寒刺激其皮肤，使汗腺的调节机能失常，并波及气管、肺脏的呼吸机能的病证，本方是散寒发汗之方剂（也就是温性发汗剂）。

二、主证

气喘，身恶寒，无汗，不喜冷饮食，脉浮紧。

说明：主证是使用本方必不可少的证候，比如没有"气喘"，单是其他各证，使用本方当然也会见效，但还有其他药方可以代替，其效力也有超过本方之上者。如果加上气喘一证，我的经验还没有比较本方效力更速的。至于其他各证去了任何一证，使用本方都会发生危险，恶寒一证比较更属重要。（理由详第五栏）

三、副证

后头部痛，有连及额部痛，项强，发热，身疼，腰痛，骨节疼，胸满，咳嗽，面色较赤，舌苔淡白而薄，或无苔而润，脉数等。

说明：这都是本方治疗范围以内的证候，有了主证，再加本栏的一证或数证，都不必加减药品，单用原方就能痊愈，但还需检查有无第四栏的禁忌证，和第五栏的慎重证，才算全面。

四、禁忌证

口舌、咽喉干燥，舌苔黄，渴欲饮水，喜食冷物，有汗，或素有血汗证，身体不恶寒，或反恶热，有出血证，或素有失血证，脉沉或迟，或微细，或脉无力，身体衰弱，大病愈后，小便淋涩，或尿赤，或素有溃疡，大便干燥，肠胃不敢见凉，脐上下左右有动气等。

说明： 凡有本栏任何一证，虽主证副证齐备，也不可竟用原方。若贸然用之，就会把病加重或发生危险。必要时需作适当加减，方可使用，或用其他代用方微汗也可。

五、慎重证

轻度的恶寒，在春夏季节，在近热带地方。

说明： 本方恶寒一证是很突出的，虽不像疟疾那样战栗地厉害，但也是重袭厚被不能稍解，如果恶寒程度较轻一点，用本方时就须慎重。因为恶寒轻便是寒邪较少的表现，本方的桂枝就有些太热，春夏和热带近的地方，不是热性病多寒性病少，便是容易出汗，使用本方稍一不慎，就有出医疗事故的可能，所以对于这三点，必须慎重从事。初手经验缺乏，更须格外注意。关键地方只是桂枝和生石膏之去取而已。疑似之际，宁可偏凉，不可偏热，宁可用石膏，不可用桂枝。因为在救误方面，前者较后者容易得多。

六、药品

麻黄：去节一至三钱，性温发汗定喘。

桂枝：一至二钱半，温性较强。

杏仁：一至二钱，性润治喘咳。

炙甘草：五分至一钱，和中。

说明: 分量不可太拘, 应随证决定, 一般来说, 北方宜多些, 南方宜少些, 冬季宜多些, 春夏宜少些, 身体强壮的宜多些, 身体较弱的宜少些。我的看法, 如果把以上各栏诸证细心统筹起来, 虽南方和春夏也有用大量有利无弊者, 但初学时期宁少勿多, 宜逐步检查, 逐渐增加, 最好在初用时期能够得到当地名医的协助, 比较容易确当, 因为各地人的体质是不相同的。

七、煎法, 服法, 护理饮食的标准

1. 煎法: 水以药量多少为凭, 大约三与一之比, 煎至三分之一就差不多了。煎的时间不要过长, 火需要急些, 也不必先煎麻黄去沫, 因为我试验是一样的(可以去节, 因为节有止汗的作用)。

说明: 旧日是先煎麻黄去上沫, 对于煎的时间, 有人说麻黄性香烈, 少煎烈性未除, 服后汗大出病不去, 多煎则药性缓和, 服后微汗而解。去沫的意思是怕人发烦, 以其轻浮之气过于引气上逆也。关于这一点还需作再一度的试验。

2. 服法: 必须温服, 凉了就会影响出汗。

3. 护理: 服药后必须盖上被子帮助出汗, 不要蒙头, 头部最好另用一块毛巾盖上, 或戴帽子, 以免汗后露出头来重新冒风(素有蒙头习惯者可以随意)。也不可盖得太多, 以防过汗亡阳脱液, 更不可在露风地方出汗, 以防汗出不来。汗出以全身遍出为度, 全身出遍自然脉静身凉而愈。并戒房事、动气。

4. 饮食: 服药后不可饮食冷性东西, 以免妨碍出汗。油腻及难消化食物, 在初愈后也不可服食, 以防积食。这个时候最好吃流

动性富有营养的食品，如豆浆冲鸡子挂面等。饮水须温饮，少少与之，不可过量，以防蓄水。

八、加减举例

1. 主证中如没有气喘一证，可适宜地使用代用方药，如阿司匹林，《不谢方》中之温散方（见《世补斋》），《时病论》辛温解表法，羌防香苏散等，轻度地服些辣汤也可取效，但也须注意内热证。

2. 主证中如恶寒证不太严重而喘证较甚者，只把桂枝去掉即可（名三拗汤）。

3. 主证相同，但项背强直较甚者，寒邪波及背部神经也，宜重加葛根，可参考葛根汤的使用法。

4. 脉不浮紧但虚而无力，或平素体弱者，或大病后、产后者，可酌加人参、当归、黄芪等大补气血之药，应参考人参败毒汤、麻黄四物汤、黄芪建中汤等方的使用法。

5. 兼咳嗽不得卧者，寒邪波及气管兼有水饮也，可酌加干姜、细辛、五味子。宜参考小青龙汤、杏苏散、小青龙加石膏汤等方的使用法。

6. 脉不浮紧但沉而微细者，兼少阴证也。可采取表里兼治的办法，或单纯温里的办法，或先温里后解表的办法。宜参考麻黄附子细辛汤、麻黄附子甘草汤、四逆汤和桂枝汤等使用法。

7. 兼胸闷气滞者，酌加香附、枳壳等药，宜参考十神汤的使用法。

8. 兼脐腹部拒按、大便燥者，兼内实证也，可加硝黄等药以泻之。宜参考防风通圣散、双解散等方的使用法，或采取先解表后攻里的办法。

9. 兼关节肿痛，或身痛不能转侧者，兼外湿证也，可加苍术，或去桂枝加生薏苡仁。宜参考麻黄加术汤、麻杏苡甘汤的使用法。

10. 夏月兼大便溏者，兼内湿证也。可酌加茯苓、白术等类药品。宜参考香薷饮、藿香正气散等方的使用法。

11. 兼失血证者，（产后证在内）不是血虚便是有内热，可分别新久，审查清楚，或加养血药，或加清热药，或改用和解方。应参考小柴胡汤、麻黄人参汤、麻黄四物汤等方的使用法。

12. 素患脓疡的、小便淋涩的、素有出汗病的，如兼患本证，绝不可单用本方，必须着重滋阴养液、清热、补气血各方面，少加荆芥、防风即行，麻黄在必要时或可用少许。

13. 兼口苦、口干、咽喉干燥、舌黄、喜饮、喜欢吃凉性食物，或兼烦躁者，有内热也。可去桂枝加生石膏，或加其他泻火药。宜参考麻杏甘石汤、大青龙汤的使用法。

说明：这些例子很多，因时间关系不能完全举出，希望同志们以类推之。关于这一栏的主要意义有两点，一点是为了对本方治疗范围以外的兼证指出处理的方向，一点是为了从各个处方的使用法清晰地反证出本方治疗界限，使初用本方者不致在细小的地方有了差误。但各方的使用法，也必须按照这样格式编写出来才可容易参考。

九、服本方后的情形和处理概要

1. 服本方后没有出汗，诸证如前者，须要找出原因，有病重药轻的，有麻黄经久失效的，有服药后没有作适当护理的，这样仍可使用原方治疗。只要各证不错，虽连用三次也可。不要过多，恐热药积累，有伤津增热之弊，必要时酌加生地黄、玄参、麦冬、生石膏等类药以预防之。

2. 服本方后，汗出不多而诸证如前者，按法应当继服桂枝汤。为了比较确当，可参考桂枝汤、桂麻各半汤、桂二麻一汤等方的使用法。

3. 服本方出汗后，其热未退或热度转高者，就是用前诊审未确，还有内热的表现。宜参考麻杏甘石汤、白虎汤、银翘散等方的使用法。

4. 服后汗出不止者，不是误发虚人之汗，便是药量太多，急需止汗以防亡阳脱液，外用炒糯米半斤、龙骨、牡蛎、麻黄根各一两研末，周身扑之。参考温经益元汤、四逆汤等使用法，葡萄糖注射最好。

5. 服后神昏谵妄者，误发温病之汗也。可参考大、小复苏饮的使用法以救之。

说明：本栏3、4、5三项，如果按照以上各栏标准使用，绝对没有这样错误，不过在这种标准尚未普及的时候聊备万一之助。

十、结论

总之，本方是热性药，也是发汗之峻剂也。是宜于表实证，不宜于表虚证。宜于表寒证，不宜于里寒证。宜于急性证，不宜于慢性证。所以对于内热证、虚证、有汗证都不相宜。内热证不但大的方面，就是口燥咽干或是想吃冷的任何一点小证兼在里边，误用本方也会发生毛病。如果按法检查，随证加减，在治疗上就会有相当收获，但无论如何不要忘记风寒突变的诱因。

希望各位同志详加讨论，予以批判，把意见提交本会，以便修正编印。

李翰卿 草拟

一九五四年元月二十八日

025

麻黄杏仁甘草石膏汤

【药品】

麻黄一至二钱　杏仁一至二钱

生石膏二至五钱（研细）　炙甘草一钱至钱半

【方义】

此治风热证, 辛凉解表之方也。

【主治】

风热气喘发热, 或有汗, 或无汗, 但必须有内热喜冷之证。

按 有汗是内热较盛之证, 麻黄性温, 发汗宜少用, 生石膏清热宜多用。

【煎服法】

用水一茶杯至一茶杯半, 煎至半茶杯, 去滓温服。

【用药大意】

麻黄、杏仁解表降气治喘, 生石膏以清内热, 炙甘草以和中。

【禁忌证】

1. 无表证之喘者, 忌之。

2. 无里热之喘者, 更忌之。

【类似方剂参考】

1. 麻黄汤: 此治表寒不兼内热喘证之方。

2. 三拗汤: 此治表不甚寒、里无内热喘证之方。

【历代用药经验择要】

1. 发汗后, 不可更行桂枝汤, 汗出而喘, 无大热者, 可与本汤。(63)

2. 下后,不可更行桂枝汤,若汗出而喘,无大热者,可与本汤。(162)

按 本方是麻黄汤去桂枝加石膏，变辛温为辛凉，是治温病之重要方剂，也是治表证兼内热证主方之一。使用时应注意:
(1) 没有喘证的太阳病，必须是无汗、恶寒轻而兼有内热证;恶寒重者，须加桂枝，仿大青龙汤之例。
(2) 有喘证者，有汗、无汗都可使用，但必须兼有内热证;有汗者必须是不恶风寒，若恶风寒便是太阳表虚证了，其麻黄则在所必忌。不恶风寒才是阳明热证，方中生石膏必须重用，麻黄只用于治喘，少用些为妥。

根据"汗出"二字，似乎表虚证也有可用麻黄的时候，其实不然。因此仅是用麻黄治喘的一种变局，而非一般太阳表虚证该用之药品。

3. 本方主证为烦渴喘咳,凡支气管炎、支气管哮喘、百日咳、白喉等有烦渴喘咳之证者悉主之。(《伤寒论今释》)

4. 本方应用范围:①咽喉肿痛,因于风火者。②痧疹不透,毒热内攻迫肺闷喘者。③风温初起,无汗而喘者。(《伤寒论译释》)

5. 治麻黄汤证兼见咳痰不畅,痰色黄,中已化热者,或兼见咽喉痛者,为外有寒邪,内已化热之证。

又 对猩红热、麻疹、肺炎有特效。凡属肺热生痰，因痰生喘

者本汤皆能治之。"热喘"二字实为本汤之主证。（《经方实验录》）

6. 喘咳息促，吐稀涎，脉洪数，右大于左，喉哑是为热饮，本方主之。（《温病条辨》）

7. 此方原治温病之汗出无大热者。若其证非汗出且热稍重者，用此方时……石膏之分量恒为麻黄之十倍。

又 本方用处甚广，凡新受、外感作喘嗽，及头疼、齿疼，两腮肿疼，其病因由于外感风热者皆可用之。（《医学衷中参西录》）

8. 治肺痈发热喘咳脉浮数，臭痰脓血，渴欲饮水者宜加桔梗。（《类聚方广义》）

9. 治小儿百日咳之痉挛性剧咳，或呕吐，或咳血，无论有热或无热，每获顿挫之效，且咳血者，往往血即止，痉咳亦显著缓解也。（《古方之临床运用》）

026

大青龙汤

【药品】

麻黄一至三钱　桂枝一至二钱　炙草一钱至钱半

生石膏(研)二至四钱　杏仁一钱至钱半

生姜一钱至钱半　大枣二至四枚

【方义】

此麻黄汤之加减方，为温散寒邪兼清里热之方也。

【主治】

1. 太阳病，恶风寒，无汗，身疼痛，脉浮有力，兼烦躁、喜冷性饮食等证。
2. 溢饮，四肢发肿（此证因发肿的关系，脉浮不甚显著）。

按 本证亦必须有恶寒，无汗，烦躁，喜冷性饮食等证。因恶寒无汗宜用麻桂，烦躁喜冷宜用石膏。

【煎服法】

水二茶杯半，煎至半茶杯，去滓温服，取全身微汗为度，不可如水淋漓，因汗出多易致亡阳。若一服汗出则停后服。

按 旧日有汗出多者用温粉扑之一法，根据实践，只要诊断和用量上考虑确当，即无汗多之可能。

【用药大意】

麻黄汤加姜枣以散表寒，生石膏以清里热。

【禁忌证】

1. 脉微弱，汗出恶风之烦躁，不可服（服之则厥逆，筋惕肉𥆧，造成亡阳）。
2. 少阴病，不汗出，烦躁者，忌之（此系阳虚阴寒之证）。

3. 无喜冷现象者,不可服(无内热也)。

【类似方剂参考】

1. 麻杏甘石汤: 此解表清里,治表寒较轻、里热较重之方。
2. 桂枝二越婢一汤: 此解表清里之轻剂。
3. 犹龙汤: 此治温病不汗出烦躁之方。

按 此方与大青龙汤之区别:大青龙汤证恶寒较甚,此方证不
恶寒。

【历代用药经验择要】

1. 太阳中风,脉浮紧,发热恶寒,身疼痛,不汗出而烦躁者,本汤
主之。若脉微弱,汗出恶风者,不可服之,服之则厥逆,筋惕肉
瞤,此为逆也。(38)

按 柯氏云"仲景凭脉辨证,只审虚实,故不论中风伤寒,脉之
缓急,但于指下有力者为实,无力者为虚;不汗而烦躁者为
实,汗出而烦躁者为虚;病在太阳而烦躁者为实,病在少阴
而烦躁者为虚。实者可服大青龙,虚者便不可服","大青
龙为风寒在表而兼热中者设"。柯氏之论,我认为是正确
的,对辨证用药的分析也较为深刻,学者应详加体会。

诸家对于筋惕肉瞤等证拟用真武汤以治,很确当,但使用时需注
意真武汤之主证。

2. 伤寒脉浮缓，身不疼但重，乍有轻时，无少阴证者，本方发之。
   （39）

按 《伤寒论译释》指出本条是另一变局，就是脉不浮紧而浮
缓，身不疼而但重。因其易与热伤经脉的身重相混，故指
出"乍有轻时"；又极易与少阴病的身重相混，故指出
"无少阴证"。但发热恶寒，不汗出而烦躁之主证还是应
该具备的。

3. 病溢饮者，当发其汗，本方主之。（《金匮要略·痰饮咳嗽病脉
   证并治》）

按 溢饮即四肢水肿之病。

本方是治表实、表寒兼里热之剂，临证可与麻杏甘石汤、桂枝二
越婢一汤相互体会。

本方以恶寒、无汗、喜冷、脉浮有力为主证，对浮肿的患者，浮脉
因肿胀不甚明显，意会之可也。

4. 阳气虚的患者，固然应当禁用，即使阳气不虚，方证悉合，在使
   用时也必须掌握"中病即止"的原则，以避免过剂之弊。（《伤
   寒论译释》）

5. 本方所主之证，原系胸中先有蕴热，又为风寒锢其外表，致其

胸中之蕴热有蓄极外越之势……至于脉微弱，汗出恶风者，原系胸中大气虚损，不能固摄卫气……若误投以本方，人必至虚者益虚，其人之元阳因气分虚极而欲脱，遂致肝风萌动而筋惕肉瞤也。大青龙汤既不可用，遇此证者自当另有治法，拟用生黄芪、生杭芍各五钱，麻黄钱半煎汤一次服下……若其人已误服而大汗亡阳，筋惕肉瞤者，宜去方中麻黄加净萸肉一两。（**淮按** 此与真武汤都是根据服后变证情况而分别应用的。）

此方治温病时，恒以薄荷代方中桂枝，尤为稳妥。（**淮按** 此应从恶寒的情况决定之）（《医学衷中参西录》）

6. 治麻疹脉浮紧，寒热头眩，身体疼痛，喘咳咽痛，汗不出而烦躁者。又治眼目疼痛，流泪不止，赤脉怒张，云翳四围，或眉棱骨疼痛，或头疼耳痛者。又治烂睑风，涕泪稠黏，痒痛甚者，俱加车前子为佳。（《类聚方广义》）

7. 流感之初期及急性热病之无汗喘咳者，肺炎，急性眼结膜炎，急性关节炎，丹毒，急性皮肤病性浮肿等。（《古方临床之运用》）

027

小青龙汤

【药品】

麻黄一至二钱　生杭芍一至二钱　细辛五分至一钱

桂枝一至二钱　干姜五分至一钱　炙草一钱至钱半

五味子五分至一钱　半夏一至二钱

【方义】

此辛温解表，兼祛水饮之方。

【主治】

1. 太阳病，发热，恶寒，无汗，兼咳嗽，吐痰，气喘，不得卧，身肿等证。但必须没有口渴、喜冷饮之内热现象。

2. 溢饮。

【加减法】

1. 渴者，去半夏加瓜蒌根一至二钱（因半夏性燥，故以清热生津之蒌根代之），或仿《金匮要略》加生石膏一至二钱。

2. 利者，去麻黄，加茯苓一钱半至二钱（利为里证，不宜发表，宜利水，故加茯苓）。

3. 噎者，去麻黄，加附子一钱至钱半（噎是痰涎水气阻碍食或胃脘之间，饮食不得下行之证。不宜麻黄解表，而宜附子温里，因痰涎水气得温可散也）。

4. 小便不利，小腹胀满者，去麻黄，加茯苓钱半至二钱。

5. 喘者，加杏仁苏子润肺降气以治喘，甚者更加葶苈子（原文去麻黄，根据经验，麻黄治喘有效，不应该去掉）。

6. 素有肺病咳血，去桂枝加杏仁、石膏、天冬。

【煎服法】

水二茶杯半，煎至多半茶杯，去滓温服。

【用药大意】

麻黄、桂枝以散表寒,细辛、五味子以止咳嗽,干姜、半夏以除痰饮水气。芍药、甘草以缓拘急。

【禁忌证】

1. 无表证者,忌之。
2. 有口渴喜冷饮者,忌之。
3. 干咳无痰者,忌之。

【类似方剂参考】

1. 香苏散:此外感风寒咳嗽之通用方。
2. 银翘散、桑菊饮:此治外感风热咳嗽之方。
3. 小青龙加石膏汤:此治本证兼有热证之方。
4. 从龙汤:此治服本汤后其病未愈,或愈而复发之方。
5. 大青龙汤:此治表寒里热之方,故表药同而里药异。

【历代用药经验择要】

1. 伤寒表不解,心下有水气,干呕,发热而咳,或渴,或利,或噫,或小便不利,少腹满,或喘者,本汤主之。(40)

按 心下当包括气管、肺脏部分而言;水气即水饮,为痰饮之稀者。就是人体外受风寒,体液分泌、吸收机能失常,形成水液环流障碍,或多或少地停蓄,所谓咳、干呕、噫、喘、下利,皆水饮停蓄之证状也。这种说法用现代医学理论解释,是否正确,我不敢肯定,但用药效果是肯定的。

本节所述的或然证，系水气内渍的各种证状，临床上必须注意鉴别。如"咳"，必兼痰清稀而多，为水气渍于气管的表现。"渴"主要有两种，一种是热盛伤津，一种是水津不布，前一种必有喜冷之证，后一种必有不欲饮，或小便不利之证。本节之渴属于后者，但从用药上看，当有虚热之象，故去半夏加瓜蒌根。如果真有内热，则需加用生石膏；"利"是指大便溏泻，为大肠吸收功能减退，水气渍于肠中的表现；"噎"是痰涎阻于食管或胃脘之间，饮食不得顺利下行之证（非食管癌之噎）；"小便不利"，兼少腹满，正是水蓄膀胱的证状；"喘"是水气伤于肺的证候，这种喘多喉间痰鸣，或兼倚息不得卧。使用小青龙汤时，除根据主证外，应参考上述或然证，依法加减。

姜佐景："用本方治咳，皆有奇效，必审其咳属于水气者。水气者何？有因游泳而得者，多进果品冷饮而得者，远行冒雨露得者，夙患痰饮，为风寒所激者。其咳之前，喉间常作痒，咳声犹如瓮中出。"这段论述也是使用小青龙汤很好的经验，可作临床之参考，但仍应从小青龙汤的主证着眼，方不致误。

有人说此证属湿性肋膜炎，有人说为肺炎，这种生硬结合，不符合实际。因为我们用药是根据证状而不是根据病名，否则只凭西医诊断之病名用药，不辨寒热虚实，肯定会出事故的。

2. 伤寒心下有水气，咳而微喘，发热不渴，服汤已，渴者，此寒去欲解也，本汤主之。（41）

伤寒论113方 临床使用经验

按 这正是小青龙汤的主证。本节所述的不渴，说明没有热象，和上节之渴从现象上看没有什么区别，但形成渴的原因不同，因之治法亦不同，故应细细体会。"小青龙汤主之"，诸家认为应在发热不渴之后，这是正确的，不然，"服汤"二字没有着落。且渴证出现后，不应再用小青龙原方。

"寒去欲解"，为水寒已去，仅续发口渴一证，不必服药，可少少与之水，以待其津液自复。

3. 咳逆倚息不得卧，本方主之。(《金匮要略·痰饮咳嗽病脉证并治》)

按 尤氏云"倚息，倚几而息，能俯不能仰也"，这正是支饮的一个现象，因平卧则咳剧，故常伏枕而坐，以求证状缓和于一时。陆氏云此条证候不具，当有发热、干呕、吐涎沫、微喘等证。《医宗金鉴》谓久病多属痰饮，新病每兼形寒。这两家之说，都有参考的必要。

4. 病溢饮者，当发其汗，大青龙汤主之，本汤亦主之。(《金匮要略·痰饮咳嗽病脉证并治》)

按 溢饮指四肢水肿之病。《金匮要略》所述本节的意义，从病名、治法上看是一样的，但处方却举出两种。这两处方不是随便应用的，大青龙汤是表寒而兼有内热，小青龙汤则是表寒而兼有寒饮。用时，当加以体会。

总之，小青龙汤是治表寒兼有水气之方剂，特别是肺部及皮肤有水气的方剂，也就是太阳病兼咳嗽气喘、吐痰或水肿的方剂，应注意的是不喜冷性饮食，脉浮而有力。

又 外感束肺，则发热无汗恶寒，水饮内停则咳喘呕哕。临证时，外寒偏盛者重点发散；饮邪偏盛者重点温化，用姜辛夏味；如无表证，但咳喘浮肿者，用苓甘五味姜辛夏汤治之；属脾肾阳虚者，则宜用苓桂术甘汤、肾气丸治之。

5. 凡水气之咳，本汤皆能治之……其身热重，头痛恶寒甚者，当重用麻桂；其身微热，微恶寒者，当减轻麻桂，甚可以豆豉代麻黄，苏叶代桂枝；其痰饮水气甚者，当重用姜辛半味；其咳久致腹皮挛急而痛者，当重用芍草以安之。(《经方实验录》)

6. 伤寒、温病心下蓄有水饮作喘者，后世名之为外感痰喘，投小青龙汤则必效。

若遇脉象虚者，宜加参，又宜酌加天冬；若素有肺病，常咳血者，宜去桂枝加杏仁、石膏、天冬。

脉虚弱者，服小青龙汤之先，即将诸药（人参山萸白芍龙骨牡蛎）备用，以防服小青龙汤喘止后转现虚脱，或汗出不止，或息微欲无，或脉形散乱，如水上浮麻，莫辨至数。(《医学衷中参西录》)

7. 杂病腹胀水肿者，用此发汗而利水。(《医宗金鉴》)

8. 咳嗽，喘急，遇寒暑则必发，吐涎沫，不得卧，喉中涩，此为心下有水饮，宜此方。(《方函口诀》)

9. 支气管喘息、湿性支气管炎之咳嗽、湿性肋膜炎、百日咳、肺炎、流感、浮肿、急性肾炎、关节炎、结膜炎等因水毒停蓄而来者。(《古方临床之运用》)

028

麻黄细辛附子汤

【药品】

麻黄一钱至钱半

附子一钱至钱半　细辛五分至一钱

【方义】

此散寒补阳止痛,治太阳少阴同病,表里皆寒之方。

【主治】

寒邪直中少阴,表里皆寒,其证初起发热恶寒,头痛,脉沉微,不喜冷性饮食。从体质方面检查,没有显著衰弱现象。

【煎服法】

水一茶杯,煎至半茶杯,去滓温服。

【用药大意】

麻黄散表寒,附子温里寒,细辛升内陷之阳气。对于表里皆寒始得之证最为相宜,或兼头痛者,用之也可。

【禁忌证】

1. 喜冷性饮食者,忌用(须注意阴虚、血虚兼受风寒之病)。

2. 体质有虚弱现象者,忌用(须注意阳虚、气虚兼受风寒之病)。

【类似方剂参考】

1. 麻黄附子甘草汤:此治表里皆寒,或体质较弱,或时间较长,或没有头痛之方。

按 此证需加人参。

2. 景岳理阴煎、大温中饮:此治阴虚、血虚感受寒邪之方。

3. 补阴益气煎: 此治血虚、气虚感受风寒之方。

【历代用药经验择要】

1. 少阴病, 始得之, 反发热, 脉沉者, 本方主之。(301)

按 "始得之", 为使用本方注意的地方。因为日期稍久, 偏于虚的一面较多, 而这个时期则偏寒的一面较多。

陆氏云此正气虚弱之人, 因抵抗外感而见少阴病。我认为是寒邪直中少阴, 伤及少阴阳气所致。因本方偏于祛邪而不偏于补正, 也就是除解表温里外, 方中并无补虚之品。

本方之细辛, 有的说有头痛证, 有的认为是升内陷之阳气。根据实践, 这两种说法都有参考的必要, 而后者比较更正确些。因只有遇到寒邪直中阴经之证, 才能体会到这一点。

又 本方是治表里皆寒的方剂, 所谓解表温里是也。使用时应注意: ①不喜冷性饮食。②体质没有显著的衰弱现象。

2. 暴哑声不出, 咽痛异常, 卒然而起, 或欲咳而不能咳, 或无痰, 或清痰上溢, 脉多弦紧, 或数疾无伦, 此大寒犯肾也, 麻黄附子细辛汤温之, 并以蜜制附子噙之, 慎不可轻用寒凉之剂。(《张氏医通》)

3. 本方加川芎生姜, 谓指迷方附子细辛汤。治冷风头痛, 痛连脑户，或但额角与眉相引，如风所吹，如水所湿，遇风寒则极，此是风寒客于足阳明之经，随经入脑，搏于正气，其脉微弦而紧。（《十便良方》）

4. 治少阴病初得之，但恶寒不发热者。例一少年，夏季午间恣食西瓜，夜间当窗酣睡感寒而冻醒，未醒之先又梦遗，醒后周身寒战，腹中隐隐作疼，须臾觉疼浸加剧，脉微细若无。为其少阴暴虚，腹中疼痛，于本方加熟地黄、山药、山茱萸、干姜、公丁香，服后温覆，得微汗而愈。（《医学衷中参西录》）

5. 手足厥，但欲寐，全是少阴寒证。以太阳寒水陷入少阴，故宜麻黄附子细辛汤，而于水肿一证尤宜。

曾治一孩，沉迷不醒，手足微厥，脉微细，平日痰多。疏麻黄附子细辛汤加半夏生姜，一剂即不复沉迷。后逢小儿但欲寐者多人，悉以本法加减与之，无不速愈。（《经方实验录》）

6. 细辛、附子为温性振奋药，能振兴细胞机能，促生体温，并有镇痛作用。用于衰弱体质及老人之感冒，肺炎，支气管炎，痰喘咳嗽，有畏风，恶寒，身痛，头疼，脉沉细无汗者。（《古方临床之运用》）

7. 一孩病痘，初发，与葛根加大黄汤，痘隐没。但欲寐绝饮食，脉沉，热如除。与本方，痘再透发而愈。（方与輗）

029

麻黄附子甘草汤

【药品】

麻黄一钱至钱半

附子一钱至钱半　炙草一钱至钱半

【方义】

此散寒、回阳、补中, 治太阳少阴同病之方。

【主治】

寒邪直中少阴, 表里皆寒, 其证发热恶寒, 脉沉微, 不喜冷性饮食, 或没有头痛。身体虽没有显著虚弱现象, 但发病已二三日了。

【煎服法】

水一茶杯, 煎至多半茶杯, 去滓温服。

【用药大意】

麻黄散表寒, 附子温里寒, 炙甘草补中, 对于表里皆寒证, 时日稍缓者, 用之相宜。

按 此证甚急, 虽二三日之间, 也须注意虚弱方面, 细辛、炙草之易正是为此, 必要时酌加人参、熟地黄一类药品。

【禁忌证】

1. 喜冷性饮食者, 不可服 (须注意阴虚、血虚兼受寒邪之病)。
2. 有显著虚弱证状者, 不可服 (须注意阳虚、气虚兼受寒邪之病)。

【类似方剂参考】

1. 麻黄细辛附子汤: 此治寒邪直中少阴, 表里皆寒, 兼有头痛, 病在开始时, 体力没有显著衰弱之方。

2. 理阴煎、大温中饮: 此治阴虚、血虚感受寒邪之方。

3. 补阴益气煎: 此治血虚、气虚感受寒邪之方。

【历代用药经验择要】

1. 少阴病, 得之二三日, 麻黄附子甘草汤, 微发汗, 以二三日无
   证, 故微发汗也。(302)

按 "得之二三日", 是用本方着眼之处, 与上条 "始得之" 可共
同体会。

少阴病本不应发汗, 只有兼太阳证时才可发汗。前节言始得之,
是寒邪初中, 故发汗药稍重些而用麻黄细辛附子汤。如经过二三
日, 发汗药就需要轻些, 因为要考虑身体之虚, 而不是因为病轻
的关系。

2. 水之为病, 其脉沉小, 属少阴。浮者为风, 无水虚胀者为气。水
   发其汗即已, 脉沉者, 宜麻黄附子汤。(《金匮要略·水气病脉
   证并治》)

3. 周氏 (禹载) 认为本证以细辛易甘草是因津液已耗, 此语值得
   商讨, 如以津液耗而去细辛, 则麻黄附子亦当禁用, 且甘草非
   生津之品, 实际上本方以甘草易细辛, 是因病势较轻较缓的缘
   故。(《伤寒论译释》)

030

麻黄
升麻汤

【药品】

麻黄五分至一钱　升麻五分至一钱　当归一钱至钱半

黄芩一钱至钱半　葳蕤一钱至钱半　知母一钱至钱半

生石膏一钱至钱半　炙草一钱至钱半　桂枝一钱至钱半

生杭芍一钱至钱半　干姜一钱至钱半　白术一钱至钱半

茯苓一钱至钱半　天门冬一钱至钱半

【方义】

此升阳散寒,清热滋阴,治上热下寒、热多寒少之方。

【主治】

伤寒误下后,阳气下陷,形成上热下寒,咽喉不利,吐脓血,下利不止,手足厥逆,脉沉而迟,下部脉不至等证。

【煎服法】

水三茶杯,煎至半茶杯,去滓温服,汗出愈。

【用药大意】

麻黄、升麻以升散内陷之阳邪;黄芩、石膏、知母以清郁积之内热;天冬、葳蕤滋阴;当归、芍药和血。合之以治咽喉不利、吐脓血之上热证。桂枝、干姜温中去寒,苓、术、炙草补脾利湿,一方面助升阳之品以止泄,一方面防止清热滋阴之品有伤肠胃。这是治上热下寒的又一种方法。

【禁忌证】

亡阳、真寒假热之证,忌之。

【类似方剂参考】

乌梅丸:此方热药较多,且重点在于酸收。治消渴、蛔厥、久利之证属寒热夹杂,或上热下寒而寒证较多之方。

伤寒论113方临床使用经验

【历代用药经验择要】

1. 伤寒六七日，大下后，寸脉沉而迟，手足厥逆，下部脉不至，喉咽不利，唾脓血，泄利不止者，为难治，本汤主之。（357）

按 柯氏认为此方药味复杂，不像仲景方，不主张使用本方。我认为可根据患者的体质、年龄、得病久暂、治疗经过，以及饮食之喜冷、喜热，脉搏之有力、无力，全面分析，肯定属于上热下寒、热多寒少之证方可试用。因为方中寒性药较多，对真寒假热的阳虚证者，绝不宜用。可作治疗重证之参考，以期收效于万一。

2. 验案：李某子，曾二次患喉痰，一次患溏泻，治之愈。今复患寒热病，历十余日不退，切脉未竟已下利二次，头痛，腹痛，骨节痛，喉头尽白而腐，吐脓样痰夹血，六脉浮中两按皆无，重按亦微缓，不能辨其至数，口渴需水，小便少，两足少阴脉似有似无。诊毕无法立方，且不明其病理……复讯知始终无汗，曾服泻盐三次，而至水泻频仍，脉忽变阴。余曰：得之矣，此麻黄升麻汤证也。病人脉弱易动，素有喉痰，是下虚上热体质。新患太阳伤寒而误下之，表邪不退，外热内陷，触动喉痰旧疾，故喉间白腐，脓血交并。脾弱湿重之体，复因大下而成水泻，水走大肠，故小便不利。上焦热盛，故口渴。表邪未退，故寒热头痛，骨节痛各证仍在。热闭于内，故四肢厥冷。大下之后气血奔集于里，故阳脉沉弱；水液趋于下部，故阴脉亦闭歇……与本方而愈。（《陈逊斋医案》）

031

麻黄连轺赤小豆汤

【药品】

麻黄一至二钱　连轺三至五钱　生姜一至三片

赤小豆三至五钱　杏仁一至二钱　炙草一钱至钱半

大枣一至二枚　生梓白皮二至三钱

按：生梓白皮可以桑白皮代之；陈修园云无梓白皮可以茵陈代之。《千金翼方》"轺"作"翘"，可从。

伤寒论113方 临床使用经验

【方义】

此解表清热、利湿退黄之方。

【主治】

身黄,发热,无汗,有表证者。

【煎服法】

水二茶杯,煎至半茶杯,去滓温服。

【用药大意】

麻黄、杏仁、生姜、大枣以解表,连轺、赤小豆、生梓白皮清热利湿以退黄。旧用潦水,取其味薄不助湿气而利热也。

【禁忌证】

1. 黄疸没有发热无汗之表证者,忌之。
2. 有里寒者,亦忌之。

【类似方剂参考】

1. 茵陈蒿汤:此治黄疸兼有里证之方。
2. 栀子柏皮汤:此治黄疸没有表、里证,单纯湿热郁滞之方。

【历代用药经验择要】

伤寒瘀热在里,身必黄,本汤主之。(262)

按 西仲潜认为身黄发热即为表候,即本汤之证,此说尚正确。

又 使用本方的主要依据,必须有可汗之表证,如苔白,身痛,无汗等。

032

葛根汤

【药品】

葛根三至五钱　麻黄一至二钱

生姜一至三钱　桂枝二至三钱

生杭芍二至三钱　炙草一至二钱　大枣二至四枚

　伤寒论113方 临床使用经验

【方义】

此辛温解表，兼滋生津液，并能引胃气上行，升举内陷之邪气使其外出之方。

【主治】

1. 太阳病，项背强几几。
2. 太阳、阳明合病，下利。

按 此二证必须具有太阳发热恶寒、无汗脉浮之表实证，和没有喜冷恶热等内热证；在下利方面，更必须没有不敢服冷性饮食的里寒证和平素消化不良的里虚证。因为项背强几几是太阳经津液被伤，下利是太阳病外邪内陷。

【加减法】

不下利，呕吐者，加半夏（即葛根加半夏汤）。

【煎服法】

水二茶杯，煎至半茶杯，去滓温服。

【用药大意】

桂枝汤加麻黄治太阳无汗之表证，加葛根治项背强及下利之阳明证。

【禁忌证】

1. 表虚有汗者，忌之。

2. 里热口渴喜冷者,忌之。

3. 里寒不敢服冷性饮食者,忌之。

4. 里虚下利清谷者,忌之。

【类似方剂参考】

1. 桂枝加葛根汤: 此治项背强几几, 有汗之方。

2. 麻黄汤: 此治太阳表实证, 没有背强之方。

3. 葛根芩连汤: 此治表里俱热的泄泻或痢疾之方。

4. 桂枝人参汤: 此治表寒兼里虚寒下利或痞满之方。

【历代用药经验择要】

1. 太阳病, 项背强几几, 无汗恶风, 本汤主之。(31)

按 本节和桂枝加葛根汤在应用上, 可以互相参照, 差异点即在汗之有无。说明仲景辨证用药上是非常严格的。

2. 太阳与阳明合病者, 必自下利, 本汤主之。(32)

按 本方主证是无汗、恶风寒、脉浮等表证, 或兼项背强, 或兼下利。至于鼻干目痛等证, 实践中意义不大。

葛根有退热生津、鼓舞胃气上升的作用。项背强几几为津液不达, 葛根可以输送津液上达, 故为项背强几几之主药。至于下利, 系津液下注于肠, 葛根升提, 结合姜枣草安和肠胃, 故亦为葛根汤之适应证。根据经验, 葛根汤之治下利兼有表证的, 与人参败毒散治痢之初起兼表证者，其机理大致相同。

又 陆渊雷认为本方但治太阳证兼下利，若有阳明证则不效。曹颖甫谓阳明之热，自有白虎、承气，安用此升提之品乎？……太阳阳明合病，非太阳表证未罢即见潮热，渴饮，谵语，不大便之谓，以太阳汗液不能畅行于表，反入于里……由胃入肠而成下利之证。二说皆为经验之谈，可作参考。

3. 感冒、麻疹初期、扁桃体炎、耳道炎、鼻窦炎蓄脓证、急性眼结膜炎、荨麻疹、湿疹、痢疾肠炎初起、肩凝、颈筋闪挫（俗称落枕）、背肌拘挛等。（《古方临床之运用》）

4. 子痫发热者。（《金匮要略今释》）

033

葛根加
半夏汤

【药品】

葛根三至五钱　麻黄一至二钱　生姜二至三钱

桂枝二至三钱　生杭芍二至三钱

炙草一至二钱　大枣二至三枚　半夏二至四钱

　　　　　伤寒论113方 临床使用经验

【方义】

此辛温发散太阳和阳明之表寒表实, 兼降逆止呕之方。

【主治】

太阳阳明合病之呕吐证。但必须具有恶寒, 发热, 无汗之表寒、表实证, 且不兼口苦、喜冷性饮食之里热证。

【煎服法】

水三茶杯, 煎至半茶杯, 去滓温服。呕甚者, 频频服之, 以防药汁吐掉。

【用药大意】

葛根汤治太阳阳明合病之表寒表实证; 半夏降逆气而止呕吐。

【禁忌证】

没有呕吐者, 忌之; 非太阳表实证者, 忌之; 有内热喜冷性饮食者, 更忌之; 肠胃虚寒之呕吐, 尤不可用。

【类似方剂参考】

二陈汤加藿香砂仁: 是治呕吐兼表证、胃寒证之方。

【历代用药经验择要】

太阳与阳明合病, 不下利, 但呕者, 本方主之。(33)

按 本条所指太阳与阳明合病, 也是32条之意, 我认为仍以太阳表实证为主。至于阳明, 即指"呕"证而言。所以本方之运用, 须是太阳表寒证, 无汗脉浮而呕, 且没有内热证者。

034

葛根黄芩黄连汤

【药品】

葛根五至八钱　甘草一至二钱

黄芩二至三钱　黄连二至三钱

【方义】

此解表热兼清里热之方也。

【主治】

泄泻或痢疾，身热，脉洪大有力。但必须具有喜冷性饮食，或兼暴注下迫、肛门灼热等现象。

【煎服法】

用水三茶杯，煎至半茶杯，去滓温服。

【用药大意】

葛根辛甘平，解肌退热，以清阳明在表之风热；黄芩、黄连苦寒，燥湿清热，以除湿热在里之下利；甘草甘缓，调和诸药，并辅正以胜邪。

【禁忌证】

不发热，脉无力，喜热不喜冷者，忌之。

【类似方剂参考】

1. 桂枝人参汤：此治里虚寒下利，兼有表寒证之方。
2. 葛根汤：此治表寒兼自利之方。

【历代用药经验择要】

1. 太阳病，桂枝证，医反下之，利遂不止，脉促者，表未解也，喘而汗出者，本方主之。(34)

这也是表证兼下利的一种治法，但这种表证，根据实践是指发热不恶寒而言。

喘而下利，如果是虚寒证，则属虚脱之危证。本方重点在于发热、下利二证。喘、汗是由内热所致，有的不一定喘、汗。主证除发热、下利外，必有口苦、思冷、脉洪数有力等。

又 本病病理是邪已传里，里热气逆，故治疗以清里为主。

2. 麻疹汗出后热犹高，喘咳频频而汗多脉促者，急性热性痢，平日项背拘急，肩凝，而有急性发热、口渴、下利者，口舌肿痛糜烂者。(《古方临床之运用》)

3. 麻疹兼下利；目赤多眵；满舌生疮，环唇纹裂，不能吮饮。(《经方实验录》)

4. 葛根发表力甚微，若遇证之无汗者，当加薄荷叶三钱；温病初得者，酌加蝉蜕、薄荷、连翘。(《医学衷中参西录》)

5. 黄芩黄连俱为苦寒药，寒能泄热，所谓热者，充血及炎性机转是也。黄连之效，自心下而上及于头面，黄芩之效，自心下而下及于骨盆。其证皆为心下痞，按之濡而热。(《伤寒论今释》)

035

小柴胡汤

【药品】

柴胡二钱半至四钱　黄芩钱半至二钱半

人参一钱至一钱半　炙草五分至一钱

生姜二至三片　半夏二至三钱　大枣二至四枚

【方义】

此和解少阳半表半里, 散风清火, 降逆止呕, 补正祛邪, 治少阳虚证之方。

【主治】

少阳病, 寒热往来, 胸胁苦满, 心烦喜呕, 头晕目眩, 或头角痛, 口苦, 咽干, 苔白, 耳聋, 溺赤, 脉浮弦而细。

【加减法】

1. 胸中烦而不呕者, 去人参、半夏, 加瓜蒌实 (烦是热证, 不宜人参之补, 恐助热也; 半夏止呕, 今不呕, 故去之; 瓜蒌实能清胸中之热, 故加之)。

2. 渴者, 去半夏, 加人参、瓜蒌根 (渴者, 津液不足也, 半夏性燥伤津, 故去之; 人参、蒌根生津清热, 故加之)。

3. 腹中痛者, 去黄芩, 加芍药 (腹痛是寒邪郁滞不通的证候, 故去黄芩之寒, 加芍药以通血痹, 通则不痛也)。

4. 胁下痞坚者, 去大枣, 加牡蛎 (去大枣者, 恶其甘能助满也; 加牡蛎者, 以其咸能软坚也)。

5. 心下悸, 小便不利者, 去黄芩, 加茯苓 (心悸、小便不利者, 是阳气虚, 水气停宿。黄芩性寒, 恐伤阳气, 故去之; 茯苓利水, 故加之)。

6. 不渴, 外有微热者, 去人参, 加桂枝 (不渴是津液尚足, 故不需人参以生津; 外有微热是兼太阳之表邪, 故需加桂枝以解肌)。

7. 咳者, 去人参、大枣、生姜, 加干姜、五味子 (咳是寒邪与水饮伤肺，肺气上逆之证，不利于补，也恶其散，故去参枣之补，生姜之散；加干姜温肺祛寒，以化水饮，五味子敛肺气，以止咳逆）。

【煎服法】
水二茶杯半，煎至半茶杯，去渣温服。

按 旧有去渣再煎之说，经实验没有什么差别，故废之。

【用药大意】
柴胡是和解少阳半表半里之主药，对于寒热往来、胸胁满、头眩痛等证最为相宜；黄芩泻火以治口苦；半夏、生姜降逆止呕；人参、大枣、炙甘草补胃气之虚，并调和诸药。

【禁忌证】
1. 少阳实证，胸下及腹拒按，大便燥者，忌之。
2. 伏暑、湿温所见之胸痛，寒热如疟，及太阳病寒热如疟等证，均忌之。

【类似方剂参考】
大柴胡汤：此治少阳兼阳明实证之方。

【历代用药经验择要】
1. 伤寒五六日，中风，往来寒热，胸胁苦满，嘿嘿不欲饮食，心烦喜呕，或胸中烦而不呕，或渴，或腹中痛，或胁下痞鞕，或心下悸、小

便不利，或不渴、身有微热，或咳者，本汤主之。(96)

按 本节的证状是小柴胡汤适应证中比较全面的一节，其中往来寒热，胸胁苦满，嘿嘿不欲饮食，心烦喜呕为其主要证状。

陈慎吾云：少阳部位在胸胁，延及胸腹两腔，古称三焦占领，部位既大，所属脏器亦多，故本方所治病证极广，如脑病、五官病、咽喉病、呼吸器病、肋膜病、心脏病、肺结核、肝、胆、肾、生殖器等。又疟疾、疮痈、胃肠病之不属于阳明太阴者，一脏有至数脏，原发或续发，凡见本方主证而无阴证转归者，皆为本方主治也。

唐容川云，五脏六腑皆有咳嗽，而无不聚于胃、关于肺，兹有一方，可以统治肺胃者，则莫如小柴胡。陈飞霞亦云，此方辛平升散，为咳门第一神方，举世少有知者。凡有咳嗽，无论内伤饮食，外感风寒，浸湿夹毒，不拘男妇老少，凡胸紧气急，咽痛口苦，痰不相应，即用本方升散之。若感冒重者服此，其咳愈甚，佳兆也，再服则渐次减轻。枯燥之人，数剂后略加沙参、玉竹、麦冬类，以滋其阴，无不应者。二氏之说，可谓经验之谈也。

2. 血弱气尽，腠理开，邪气因入，与正气相搏，结于胁下，正邪分争，往来寒热，休作有时，嘿嘿不欲饮食。脏腑相连，其痛必下，邪高痛下，故使呕也，本汤主之。服柴胡汤已，渴者属阳明，以法治之。(97)

按 人体气血衰弱，抵抗力不足，邪气乘虚入内，以致形成胁下痞硬，寒热往来，心烦喜呕等证状。也就是小柴胡证的病因。

本节之渴与第一节之渴不同，前者为小柴胡汤证中兼见之证，本节之渴是服小柴胡汤后转属阳明之证。虽然都属于内热，但程度上后者较前者为重。

3. 伤寒中风，有柴胡证，但见一证便是，不必悉具。凡柴胡汤病证而下之，若柴胡证不罢者，复与柴胡汤，必蒸蒸而振，却复发热汗出而解。(101)

按 这是决定柴胡证的标准，而不是使用柴胡汤的标准，临证必须适当加减施治。

陈慎吾云：往来寒热，胸胁苦满，默默不欲饮食，心烦喜呕，四者为本方之主证，或见证为本方之兼证，但见主证一二即可，兼证不拘有无。

真正的小柴胡汤证，虽未经误下，往往也有战汗，不过误下之后，战汗比较多些，也有战而不汗者，不汗就不得痊愈。

4. 得病六七日，脉迟浮弱，恶风寒，手足温，医二三下之，不能食，而胁下满痛，面目及身黄，颈项强，小便难者与本汤，后必下重。本渴饮水而呕者，柴胡汤不中与也，食谷者哕。(98)

按 本节说明小柴胡汤虽见一二证便可使用，但必须认清本证之面目，不可把似是而非的类似证混淆一起。小柴胡汤主治的胸胁苦满、喜呕、不欲食等证，其满痛部位不在肝胆，而是在躯壳的胸胁部分；呕而不食，不是渴而饮水之呕与胃机能被屡下而伤之不食，而是病邪侵犯胃之呕吐不食。可见，任何一证状，都必须从各方面分析研究，不能粗枝大叶。

5. 伤寒四五日，身热恶风，颈项强，胁下满，手足温而渴者，本方主之。（99）

按 本节证状从表面看，与上节有似相同，其实完全不同，仲圣就是让相互对比，以别泾渭。

本条应仿小柴胡加减例，去人参、半夏，加桂枝、瓜蒌实，不可径用原方。

6. 伤寒阳脉涩，阴脉弦，法当腹中急痛，先与小建中汤，不差者，与本汤。（100）

按 阳脉指浮取，阴脉指沉取，腹中急痛是拘急而痛。这种腹痛没有拒按，痛位在脐之上部。小柴胡汤系去黄芩加白芍的小柴胡汤，有和肝的作用，柴胡不必多用。

这是治腹中急痛的两种方法，说明仲景用药都是有一定法度的。我的体会前方以虚寒为主，属于虚寒者，即以小建中汤治之。如需要和肝者，即小柴胡去黄芩加芍药汤治之。非叫人先用小建中，后用小柴胡也。

7. 伤寒十三日不解，胸胁满而呕，日晡所发潮热，已而微利，此本柴胡证，下之以不得利，今反利者，知医以丸药下之，此非其治也。潮热者，实也，先宜服本汤以解外。（104）

按 本节原是大柴胡汤证，由于误用丸药下之，致胃气损伤，此时脉象一定不足，因邪未去，柴胡证尚在，故宜先用小柴胡汤以解外，后用柴胡加芒硝汤以润阳明之燥结。不用大柴胡者，以防重耗津液也。

又 读本节应注意①汤药丸药有寒热、缓急之分，不可图方便就给丸药（丸药指温下药，如紫圆类）。②误用丸药后用小柴胡汤亦必须有一定标准，绝不是凭空想象的。③与下一节可互相参照。④使用小柴胡加芒硝汤，有黄龙汤补泻兼施的意思，可细心体会之。

8. 阳明病，发潮热，大便溏，小便自可，胸胁满不去者与本汤。（229）

按 本节正是上节先用小柴胡汤以解外的根据。"发潮热"，脐腹部绝不拒按，否则需加消导之品，如柴胡加芒硝汤、大柴胡汤加减。

9. 伤寒五六日，头汗出，微恶寒，手足冷，心下满，口不欲食，大便

鞭，脉细者，此为阳微结……今头汗出，故知非少阴也，可与本汤。（148）

按 本节又是仲圣教导我们辨证用药的方法，里边有几点需要注意：

(1)恶寒、手足冷、不食、脉沉细，本可认为是阴寒证，但结合头汗出一证，说明不是阴寒，而是阳气内郁之象。

(2)半表半里之证，兼有心下满、大便硬，本可使用大柴胡汤，但因脉沉细而不是沉实，用大柴胡汤就不够确当，所以先用小柴胡汤以治，如表解里未和时，再利其大便，这里边的火候是相当关键的。

(3)使用小柴胡汤，并没有小柴胡汤的主要证状，单凭既不可汗、又不可下、更不可清凉温补，且仍需使邪外出的情况下而用小柴胡汤，这是需要细心体会的。

(4)实践体会，凡头汗出身无汗之证，只要兼恶寒、脉沉细等证，即应认为是阳邪内郁，热气上蒸，使用小柴胡汤是会有一定效果的。

10. 太阳病，十日以去，脉浮细而嗜卧者，外已解也，设胸满胁痛者，与本汤。（37）

按 根据本节体会到：
(1)胸满胁痛是小柴胡汤主证之一。
(2)脉浮细、嗜卧二证，只要有小柴胡汤主证，便可用小柴胡汤治之。
(3)脉浮细中有弦的现象。

11. 阳明病，胁下鞕满，不大便而呕，舌上白苔者，可与本汤。上焦得通，津液得下，胃气因和，身濈然汗出而解。（230）

按 本条仲景提出阳明病，其实为阳明少阳合病，本系大柴胡汤证，但此种情况下，宜小柴胡汤，大柴胡反不适宜。为什么呢? 因这种不大便，腹部绝没有硬痛、拒按现象，如有就需加攻下药。舌上白苔也是小柴胡汤主证之一，也是不可用攻下法的指征。可见对不大便一证，也要全面分析。

左季云曰: 余取上焦得通，津液得下，胃气因和三句，借治劳伤咳嗽，往往获效。

12. 呕而发热者，本汤主之。（379）

按 柯氏云凡伤寒中风，无麻黄桂枝证，但有喜呕，发热者，可用小柴胡汤，不必寒热往来而始用。我认为应兼舌苔白、口苦等证，否则，舌苔黄燥恐有阳明燥热，口不苦恐兼太阴虚寒，所以应从全面考虑。同时也说明不兼恶风寒之发热，本来多属阳明，然也有可用小柴胡汤的时候。

13. 伤寒差以后，更发热，本汤主之。（394）

按 仅凭发热一证用小柴胡汤，不够全面，应该还有呕逆，口苦等证状，才适宜用本汤。因伤寒差后，食复、劳复、重感风寒，都有发热，用药必须根据具体证状，不可乱用。

14. 妇人中风七八日，续得寒热，发作有时，经水适断者，此为热入血室，其血必结，故使如疟状，发作有时，本汤主之。（144）

按 辨别热入血室，应注意发病和月经的关系。本证常在月经期，经水突然中断，出现寒热如疟，胸胁下满等证状，为小柴胡汤治疗寒热的又一种证型。使用时也应随证加减，最要者，需加血分药，如生地黄、牡丹皮、桃仁之类。

15. 产妇郁冒，其脉微弱，不能食，大便反坚，但头汗出……本汤主之。（《金匮要略·妇人产后病脉证治》）

按 郁冒系感受外邪后，由于外邪郁闭，阳气不能四达而上冲于头，表现有眩晕、头汗出的证状，是使用小柴胡汤的着眼点。呕不能食，是小柴胡心烦喜呕、嘿嘿不欲饮食之证；大便坚为血虚不润之故。小柴胡汤是治产后外感身热有效之方，如具备主要关键证，则疗效更为准确。

16. 阳明中风，脉弦浮大而短气，腹都满，胁下及心痛……脉续浮者与本汤。（231）

17. 本太阳病不解，转入少阳者，胁下鞕满，干呕不能食，往来寒热，尚未吐下，脉沉紧者，与本汤。（266）

伤寒论113方临床使用经验

按 "脉沉紧"，吴谦云当是沉弦，这种脉虽不禁忌，但也不够恰当，且太阳转少阳而太阳证未罢者，宜两经合而治之，当是柴胡桂枝汤。如无太阳证，才是本方所主之证。

18. 诸黄，腹痛而呕者，宜本汤。(《金匮要略·黄疸病脉证并治》)

按 黄疸证见腹痛而呕者，为肝木犯胃之候，同时兼有寒热往来、脉弦、口苦等证者，可于本方加白芍、茵陈治之。系随证施治，非专治黄疸也。

19. 初期肺病、肺门淋巴结核、身体衰弱而又感冒有微热者；急性淋巴腺炎、中耳炎蓄脓证，小儿腺病体质而易感冒身热者，干、湿性肋膜炎，扁桃体炎反复发作者，热性神经性高血压。(《古方临床之运用》)

20. 两胁胀痛；少阳正疟；吐酸不食；妇人热入血室；鼻渊。(《伤寒论译释》)

21. 小柴胡汤以胸胁苦满为主证，诊查方法，令病人仰卧，以指头从其肋骨弓下，沿前胸壁里面，向胸腔按压，触知一种抵抗物，而病人觉压痛者，即胸胁苦满证也，为小柴胡之腹证。(《皇汉医学》)

22. 少阳证不必皆传自阳明也。其人若胆中素有积热，偶受外感，即可口苦、心烦、寒热往来。于柴胡汤中加生石膏、滑石、生杭芍各六钱, 从小便中分消其热, 服后即愈。若其左关甚有力者, 生石膏可用至一两, 自无转阳明之虑也。(《医学衷中参西录》)

23. **小结:**

关键证: 寒热往来, 胸胁苦满, 头晕, 头角部痛, 口苦, 呕吐, 舌白, 脉浮弦。

按 本方关键证, 不同于大寒大热, 大汗大下诸方的严格。在认识方面, 当然但见一证便是; 在一证中, 最多见的是往来寒热; 在效力方面, 必须符合这些证状, 不符合者, 除副证或可使用外, 大部分必须加减, 否则不效。

副证: 头汗出者, 不大便, 腹不拒按者, 潮热大便溏者, 产后身热, 这些副证必须在关键证的基础上才能运用。

禁忌证: ①属应吐、应下、应汗治疗者, 不宜用本方。②属实而兼寒证者, 不宜用本方。

036

柴胡
加芒硝汤

【药品】

柴胡二至三钱　黄芩一至二钱　人参五分至一钱

炙草一钱　生姜一至二钱　半夏二至三钱

大枣二至四枚　芒硝钱半至三钱

【方义】

此治少阳虚证兼阳明实证, 为救误之方。

【主治】

少阳病, 寒热往来, 口苦, 胸胁满, 呕吐, 日晡潮热, 因误下后大便微利, 但必须腹有拒按之证。

【煎服法】

水三茶杯, 煎至一杯半, 去滓, 入芒硝, 再煎至半茶杯, 温服。

【用药大意】

小柴胡汤和解少阳, 芒硝治阳明之潮热。

【禁忌证】

1. 少阳病兼潮热下利, 腹不拒按者, 不可用。

2. 潮热下利, 腹拒按, 没有少阳虚证者, 也不可用。

【类似方剂参考】

1. 大柴胡汤: 此治少阳兼阳明实证之方。

2. 小柴胡汤: 此治少阳虚证之方。

【历代用药经验择要】

1. 伤寒十三日不解, 胸胁满而呕, 日晡所发潮热, 已而微利。此本柴胡证, 下之以不得利, 今反利者, 知医以丸药下之, 此非其治也。潮热者, 实也, 先宜服小柴胡汤以解外, 后以本汤主之。(104)

按 此证腹部不拒按者，也可先用小柴胡汤，因小柴胡汤也有治疗潮热的作用。若小柴胡力有未胜，则用本方为是。

又 "日晡所发潮热"，是肠中有燥屎的证状之一。由于下法不当，实邪未去，胃气已伤，用柴胡加芒硝汤有补泻兼施的意义，可细心体会之。

2. 小柴胡汤证而腹有坚块苦满难解者；小柴胡汤证，发潮热，大便不通者。(《伤寒论译释》)

3. 不加大黄者，以地道原通，不用大柴胡者，以中气已虚也。(《伤寒来苏集》)

037

大柴胡汤

【药品】

柴胡 二至四钱　黄芩 钱半至二钱半

生杭芍 钱半至二钱半　半夏 钱半至三钱

生姜 二至三钱　枳实 钱半至二钱半

大枣 二至四枚　大黄 一至二钱

伤寒论113方 临床使用经验

【方义】

此和解少阳, 兼泻阳明实热, 为表里两解之方。

【主治】

少阳病, 寒热往来, 胸胁苦满, 呕吐, 口苦 (少阳证), 心下或腹部拒按, 及大便不利 (阳明证) 等。但舌苔必黄白相兼, 脉象必浮沉有力。

【加减法】

1. 大便利者, 去大黄 (恐攻下太过也)。
2. 舌苔黄燥, 或舌质红赤属内热太甚者, 宜去半夏, 酌加石膏、生地黄。

【煎服法】

水三杯, 煎至半茶杯, 去滓温服。

【用药大意】

柴胡、半夏、黄芩、生姜以解少阳之表; 芍药、大黄、枳实以泻阳明之里; 大枣之甘以保护胃气。

【禁忌证】

1. 单纯少阳半表半里证, 不兼阳明实证者, 不可服。
2. 单纯阳明实证, 不兼少阳半表半里证者, 不可服。
3. 舌苔黄燥, 或舌质红赤者, 不可服 (内热太盛)。

【类似方剂参考】

1. 小柴胡汤：此治少阳虚证，和解之方。

2. 柴胡加芒硝汤：此治少阳虚证兼阳明燥热之方。

【历代用药经验择要】

1. 太阳病，过经十余日，反二三下之，后四五日，柴胡证仍在者，先与小柴胡。呕不止，心下急，郁郁微烦者，为未解也，与本方下之则愈。(103)

按 "心下急"，胃部急迫拒按，是宿食不化的现象，也是呕吐不止的原因，故小柴胡无效。"郁郁微烦"是烦热现象。此证在服小柴胡汤后，寒热往来等一些柴胡证还应当存在，否则，单凭呕不止等使用大柴胡汤，药证不甚符合。这是从"为未解"三字体会出来的。

又 少阳证禁下，是指单纯少阳证和使用单纯的攻下剂而言。本节是少阳兼阳明实证，正是少阳可以攻下的证候，大柴胡汤也正是少阳兼阳明之攻下方。

2. 伤寒十余日，热结在里，复往来寒热者，与本方。(136)

按 本节所谓热结在里，是指胃肠部拒按和不大便等证而言，说明少阳兼阳明的证候需要大柴胡汤治疗。

3. 伤寒发热，汗出不解，心中痞鞕，呕吐而下利者，本汤主之。(165)

按 读本节应该注意以下几点：

（1）"伤寒发热"是指间歇型的热，这种热不宜发汗，故汗之不解。根据实践，凡用大柴胡汤治疗的发热，不论时时发热，或有时发热，都须兼有口苦一证，口不苦者，不宜用大柴胡汤。

（2）发热呕吐下利，心下痞，不拒按，口不苦者，需分析是否属于桂枝人参汤证。

（3）发热呕吐下利，心下痞，不拒按，口苦者，需分析是否属于小柴胡汤、半夏泻心汤证。

（4）腹部拒按一证，是使用大柴胡汤的主要证状。至于下利，有人认为需去大黄，我看不是绝对的，应在拒按部位和程度上具体分析，以作取舍的决定。

（5）大便不利之用大黄，如系火证也有腹部不拒按者，不可不知。

4. 伤寒十三日不解，胸胁满而呕，日晡所发潮热，已而微利，此本柴胡证……（104）

按 本证为大柴胡之适应证。其关键证就是小柴胡证兼阳明之里实证。

5. 按之心下满痛者，此为实也，当下之，宜本汤。（《金匮要略·腹满寒疝宿食病脉证治》）

按 心下满痛拒按，为有形之邪积于胃，故用大柴胡汤攻之。我认为邪在少阳阳明，不同于在腹，同时一定还有经证，故而两解之。

6. 少阳病六七日至十余日，大便不行，胁下濈濈汗出方可用本方微利之。缘胆无出入，泻土所以泻木也。如胁下无汗，为胆未实，设误下之，必犯少阳之本，形成柴胡加龙骨牡蛎汤证。(《寒温条辨》)

按 此说不一定可信，可作参考。

7. 急性胃肠炎，而有本方主治证状时；高血压血管硬化，以及中风后半身不遂，而胸胁心下逆满，腹直肌拘挛，按之痛，大便秘结，其人精神不安，喜怒无常；又赤痢经过中，心下痞满、呕吐、舌有黄苔、里急后重者；急性胆道炎、胆石疝痛、烦热呕吐、便秘者，用本方可收顿挫之效。亦用于眼结膜炎、耳道炎，头目胀痛、头重、心下痞塞、烦闷，不大便，欲呕者。(《古方临床之运用》)

038

柴胡
桂枝汤

【药品】

柴胡钱半至三钱　黄芩钱半至二钱　人参一钱至钱半

半夏钱半至二钱　炙草一钱至钱半　桂枝一至二钱

芍药钱半至二钱　生姜一至二钱　大枣二至四枚

【方义】

此和解少阳、调和营卫之方。

【主治】

发热恶寒，骨节疼痛（桂枝证），呕吐，胸胁满闷，口苦（柴胡证），脉较弱。

【煎服法】

水二茶杯半，煎至半茶杯，去滓温服。

【用药大意】

此合桂枝、柴胡二方，各取其半，用以和解太阳少阳各半之邪。

【禁忌证】

脉有力者，不可用（因有人参之补，恐犯实实之戒）。

【类似方剂参考】

1. 人参败毒散：此祛邪补正之方，以散邪之药为多。

2. 桂枝人参汤：此补正祛邪之方，以温补之药为多。

3. 柴葛解肌汤：此治三阳合病之方。

【历代用药经验择要】

1. 伤寒六七日，发热微恶寒，支节烦疼，微呕，心下支结，外证未去者，本汤主之。(146)

按 本方是治太阳少阳合病之方，为什么外证未去不用麻黄而用桂枝呢？从药品上体会，病势比较轻微，柯氏云"虽不言脉而微弱可知"也说明这个问题，所以不用麻黄而用桂枝，且剂量也轻。条文中发热、微恶寒、肢节烦痛即桂枝证，微呕、心下支结为柴胡证。

心下支结，是心下满、心下痞硬之类似证状。支结、痞证、结胸怎样识别？山田氏云："凡心下之病，其硬满而痛不可近者，此为结胸；其硬满而不痛，按之则痛，不欲按之者，此为小结胸；其硬满而不痛，按之则痛，虽痛，其人却欲得按者，此为痞；其硬满甚微，按之不痛者，此为支结。支结乃烦闷之意耳。"陆渊雷云："大小结胸俱挟水饮，痞硬支结则无水饮，纵有之亦不为患也。"观二氏之说，可得其概矣。

2. 寒疝腹中痛者。(《外台秘要》)

3. 心腹挛痛，肝木乘脾土者。(《伤寒论译释》)

039

柴胡桂枝干姜汤

【药品】

柴胡一至三钱　桂枝一至二钱

干姜一至二钱　炙草一钱　牡蛎一至三钱

瓜蒌根钱半至三钱　黄芩钱半至二钱

伤寒论113方 临床使用经验

【方义】

此小柴胡汤加减方,也是和解剂中寒热并用之方。

【主治】

太阳病误用汗下后,形成小柴胡证的兼证,其证寒热往来,胸胁满结,口渴,心烦,但头汗出,小便不利。但必须具有大便溏,口苦,太阳证未尽,脉浮有力等。

【煎服法】

水三茶杯,煎至多半茶杯,去滓温服。

按 此方初服微烦,因药力未及,且用桂枝、干姜散阳郁之寒,散寒必先助火,虽有黄芩减其热,但仍难免出现心阳火郁之心烦。再服,桂枝、干姜辛温之性已升达,则火郁外发,汗出而愈。

【用药大意】

往来寒热、胸胁苦满是小柴胡汤的主证,故用小柴胡汤加减治之。渴而不呕,故去半夏加瓜蒌根;胸胁满结,故去大枣,加牡蛎;心烦是内热的表现,故用黄芩以清之;下后大便溏,故加干姜以温之;因太阳证未尽,或但头汗出,或外有微热,或身有痛处,或脉浮有力,故去人参,加桂枝以调和营卫。

【加减法】

1. 大便不溏,减干姜。

2. 没有寒多热少或但寒不热，减桂枝。

3. 脉浮无力，加人参。

【类似方剂参考】

1. 小柴胡汤的加减法：此是本方用药的依据。

2. 栀子干姜汤：此是本方使用干姜的标准。

3. 金匮柴胡桂姜汤：（本方之异名）此是本方使用桂枝的标准。

【历代用药经验择要】

1. 伤寒五六日，已发汗而复下之，胸胁满微结，小便不利，渴而不呕，但头汗出，往来寒热，心烦者，此为未解也，本汤主之。(147)

按 本方从用药上体会，完全是由小柴胡汤加减而来，已如上述。总的来说，本方是治太阳少阳相兼、寒热并具之证方。有人说本方治水饮甚效，我的看法，如果真有水饮，渴应有呕证，方内也必有茯苓半夏，因此，说本方治水饮是不够正确的。

"但头汗出"，系误下后阳气遏于内，不能四散，周身阳气欲出不能，故上冒而汗出于头。柴胡桂枝并用，正是为解决这些证候的。"小便不利"是汗下后津液被伤，故不需加利水之药。可见，凡与柴胡证并见者，柴胡汤即能治之。

2. 治疟寒多，微有热，或但寒不热。(《金匮要略·疟病脉证并治》)

3. 慢性衰弱证，疟疾寒多热少，以及无热性疟疾，舌干、胸腹动

悸、汗多、头汗出，或盗汗出，腹部软弱无力而有上冲急迫之证。（《古方临床之运用》）

4. 劳瘵，肺痿，肺痈，痈疽，痔漏，结毒，梅毒等，经久不愈，渐就衰惫，胸满干呕，寒热交作，动悸烦闷，盗汗，自汗，痰嗽干咳，咽干口燥，大便溏泄，小便不利，面无血色，精神困乏，不耐厚药者宜此方。（《类聚方广义》）

5. 肩背强痛。（《方函口诀》）

6. 治汗下后，胸胁满微结，脉数紧细者。（《伤寒约编》）

040

柴胡加龙骨牡蛎汤

【药品】

柴胡一至三钱　黄芩一至二钱　生姜一钱至二钱半

龙骨一至三钱　人参五分至一钱　桂枝一至二钱

牡蛎一至三钱　铅丹五分至一钱　茯苓二至三钱

半夏一至二钱　大枣二至四枚　大黄一至二钱

　伤寒论113方 临床使用经验

【方义】

此散邪安神，泻火，祛痰，扶正之剂，是救误中较为复杂之方。

【主治】

伤寒误下后，神识失常，烦惊谵语，胸满身重，小便不利等。但必须兼有寒热往来或发热恶寒等太阳、少阳的表证现象，及大便不利、口苦、吐痰、脉虚等虚实错杂现象。

【煎服法】

水三茶杯，煎至半茶杯，去滓温服。煎时大黄可后下。

【用药大意】

柴胡、桂枝、生姜以散邪；人参、大枣以扶正；龙骨、牡蛎、铅丹、半夏以安神祛痰；黄芩、大黄以泻火通便；茯苓利水以祛湿。

【禁忌证】

单纯精神失常，或脉不虚，或大小便通利者，均忌之。

【类似方剂参考】

1. 小柴胡汤：此柴胡、黄芩、半夏和人参同用，治少阳虚证之方。
2. 大柴胡汤：此柴胡、黄芩、半夏和大黄同用，治少阳兼阳明实证之方。
3. 桂枝甘草龙骨牡蛎汤：此桂枝和龙骨、牡蛎同用，治心阳虚，镇心安神之方。

【历代用药经验择要】

1. 伤寒八九日, 下之, 胸满烦惊, 小便不利, 谵语, 一身尽重, 不可转侧者, 本汤主之。(107)

按 本节所述证状比较简略, 有几个问题需要阐明:

(1) 在未用下药之先, 应该有寒热往来、口苦等柴胡证。下之后, 这些证状应该仍在, 否则, 单凭胸满如何想到使用小柴胡汤呢? 陆渊雷认为本条是柴胡证兼烦惊谵语者, 也说明了这一点。

(2) 下药多为寒性药品, 下后伤及阳气, 出现身重、小便不利等水气不能正常吸收、排泄的证状, 这是容易理解的。难以理解的是误下怎么会出现烦惊谵语等热性证状呢? 山田氏认为是下之后复以火迫劫之, 这种看法我认为是对的。

(3) 既是误用下药所致, 根据什么用大黄再下? 又根据什么用人参补之? 丹波元坚认为是少阳病兼有里实之证, 方氏认为人参入心以益其虚, 可以分别说明上述问题。不过我认为, 里实应说到腹部拒压, 或大便秘结方面, 入心补虚应说到脉搏力量不足方面, 这样比较更恰当些。总之, 辨证论治是祖国医学的特点, 复杂的证状必须用复杂的治法。本节证状虽不够完备, 但根据用药是可以体会出来的。

2. 神经衰弱、歇斯底里之惊痫性者, 高血压、动脉硬化、神经性心悸及血压亢进、小儿夜啼, 便秘腹满、烦闷不眠, 易惊易怒, 脐间动惕有上冲之势, 甚则狂癫者。(《古方临床之运用》)

3. 下肝胆之惊痰, 治癫痫必效。(《伤寒论类方》)

4. 小儿连日壮热, 实滞不去, 寒热往来, 惊悸。(《经验集录》)

041

栀子豉汤

【药品】

栀子二至三钱　豆豉二至三钱

【方义】

此清解表里虚热,及阳明经邪热之方。

按 有注家认为此方是吐剂,经实践证明,并非如此。

【主治】

热性病,汗吐下后,心中懊侬,心烦不眠,或胸中窒,或心中结痛。但必须大便不溏,喜冷,腹不拒按。

按 此证汗下后出现者最多,未经汗下者也有,所谓阳明在经之邪热也。

【加减法】

1. 少气者,加甘草(即栀子甘草豉汤)。
2. 呕者,加生姜(即栀子生姜豉汤)。
3. 下利者,去豆豉,加干姜(即栀子干姜汤)。
4. 腹满、起卧不安者,去豆豉加枳实、厚朴(即栀子厚朴汤)。
5. 劳复、食复者,加枳实;大便不利者,更加大黄(即枳实栀子豉汤)。

【煎服法】

水二茶杯,煎至半茶杯,去渣温服。

【用药大意】

栀子清里热,豆豉解表热。

【禁忌证】

大便溏者，不可用（不得已而用者，须配以干姜）。

【类似方剂参考】

栀子干姜汤：此治心烦不眠兼下利之方。

【历代用药经验择要】

1. 发汗吐下后，虚烦不得眠，若剧者，必反覆颠倒，心中懊恼，本汤主之。（76）

按 未经汗吐下之烦，多属实热，已经汗吐下之烦，多属虚热。本节所主之烦，系发汗吐下后之烦，故称之为虚烦。由于汗吐下后，津液被伤，表里之邪热未尽，郁于胸膈之间，故用本方从表里两方面清解之。

2. 发汗若下之而烦热，胸中窒者，本汤主之。（77）

按 "烦热"，是心中麻烦，自觉心中发热。尤氏把热字理解为身热，我的看法，身热证下节已有明文，似无须再赘。根据实践，胸中自觉发热的情况很多，应该补出以资参考。胸中窒是自觉胸中有物阻塞，陆氏认为是噎膈，我认为本方治疗噎膈虽有待试验，但本证绝非噎膈，乃邪热郁于胸中而不在食管也。

3. 伤寒五六日，大下之后，身热不去，心中结痛者，未欲解也，本汤主之。（78）

按 下后身热已去, 而胸中结痛是结胸证, 可以从结胸论治; 下后身热不去, 利犹未止而结痛, 是过下后里寒之证, 可用栀子干姜汤两解之; 下后利已止而结痛者, 多属虚热, 即本方所治之证也。这种结痛, 无论从任何方面检查, 都没有寒证表现, 和上节之胸中窒都是本方治疗范围内的证状。需结合本方主证, 考虑应用之。

4. 阳明病, 脉浮而紧, 咽燥口苦, 腹满而喘, 发热汗出, 不恶寒反恶热, 身重。若发汗则躁, 心愦愦, 反谵语。若加温针, 必怵惕烦躁不得眠。若下之, 则胃中空虚, 客气动膈, 心中懊恼, 舌上胎者, 本汤主之。(221)

按 本节可分为四段, 说明本方治疗是很广泛的。从开始到身重为第一段, 山田、尾台二氏均主张使用白虎汤, 柯氏主张用本方, 我认为需从临床证状分析, 有口苦证者用本方, 有口渴舌燥证者则用白虎汤, 这是因为泻火清热有苦寒、甘寒之别。从若发汗到反谵语为第二段, 尾台氏主张用承气, 我认为没有腹拒按、大便燥等证, 承气汤不甚相宜。根据烦躁心乱等证, 本方确有使用的价值。若加温针到不得眠为第三段, 尾台氏主张用桂甘龙牡汤, 山田氏认为宜用桂枝去芍药加蜀漆龙牡汤, 我认为不如本方妥当, 因为惊惕不得眠是邪热在胸膈影响神经的现象, 况桂枝辛温, 必须注意阳盛之戒。若下之以后为第四段, 正式提出本方的主证, 心中懊恼确是使用本方的标准。所说的舌上苔, 应为黄白相兼之苔, 因邪初入, 里尚未实, 故其苔未至黄燥焦紫也。

伤寒论113方 临床使用经验

5. 阳明病, 下之, 其外有热, 手足温, 不结胸, 心中懊憹, 饥不能食, 但头汗出者, 本汤主之。(228)

按 本节着重分析头汗出一证, 这是从一个"但"字上体会出来的, 因为下后引起的头汗出, 又没有结胸的兼证, 从现象上看, 很有阳虚之可疑。但从全面分析, 特别是从手足温一证看, 知其是阳气内郁而非阳虚。可见必须全面分析, 方能得出正确的诊断。

又 读本节可知, 饥不能食, 头汗出, 手足温三证, 也是本方治疗范围内的证状。

6. 下利后, 更烦, 按之心下濡者, 为虚烦也, 宜本汤。(375)

按 周氏云: 治烦之法, 只有虚实两途, 实者宜下, 虚者不可下。欲知之法, 按其心下, 无结痛者其烦为虚, 否则为实。

7. 凡用栀子汤, 病人旧微溏者, 不可与服之。(81)

按 病人素便溏是里寒证, 也是本汤之禁忌证, 故不可使用本方治疗。

8. 急性胆道炎、急性黄疸心中懊憹者, 急性胃及食管炎, 各种热性病之出血, 心烦不安、心胸痛、口内炎、酒毒等。若便秘者加大黄, 呕者加生姜, 急迫者加甘草, 心下痞硬者加枳实。(《古方临床之运用》)

9. 便血，崩漏，鼻衄，有虚烦证者，用本方有效。(《腹证奇览》)

10. 本方应用范围：①阴虚劳复，兼感外邪者，本方加葱白、薄荷、鲜生地、淡竹叶、麦冬、地骨皮等。②出痘烦躁者。③汗下后正虚，痰涎滞气，凝结上焦者。④暑热霍乱，兼解暑证，又为宣解秽毒、恶气之圣药。(《伤寒论译释》)

042

栀子
甘草豉汤

【药品】

栀子二至三钱　甘草一至二钱　豆豉二至三钱

【方义】

此清解表里虚热,兼补中气之方。

【主治】

心中懊憹,虚烦不眠,兼气不足等证。

【煎服法】

水二茶杯,煎至半茶杯,去滓,温服。

【用药大意】

栀子、豆豉清解表里之虚热,甘草补中气之不足。

【加减法】

1. 气伤较甚,体倦脉虚者,加人参。

2. 热邪较甚,口渴喜冷者,加生石膏。

【类似方剂参考】

栀子豉汤:此治心烦不眠、表里虚热之方。

【历代用药经验择要】

发汗吐下后,虚烦不得眠……心中懊憹……若少气者,本汤主之。

（76）

少气是指呼吸气少，不足以息，及四肢无力、沉重等证而言，是热伤元气之故。使用本方时，必须具备栀子豉汤的主证，即心中懊侬、虚烦不得卧。

本方之甘草有用生的，有用炙的。对少气的治法，清热、补中都有一定价值，用时宜斟酌。我的经验，生用较多。

043

栀子
生姜豉汤

【药品】

栀子二至四钱　　生姜一至三钱　　豆豉二至四钱

【方义】

此清热止呕之方。

【主治】

心烦不眠，兼呕吐。但必须具有寒热夹杂现象。

按 "寒热夹杂"，如心烦属热，呕而不喜冷属寒。

【煎服法】

水二茶杯，煎至半茶杯，去滓温服。

【用药大意】

栀子、豆豉以清解表里之虚热，生姜以止胃寒之呕吐。

【禁忌证】

1. 大便溏者，不可用（寒邪较重）。

2. 喜冷者，也不可用（单纯热证）。

【类似方剂参考】

1. 栀子豉汤：此单纯清热，治心烦不眠之方。

2. 栀子干姜汤：此治心烦不眠兼大便溏泻，寒热夹杂，寒邪较重
   之方。

【历代用药经验择要】

1. 发汗吐下后,虚烦不得眠,若剧者,必反覆颠倒,心中懊憹……若呕者,本汤主之。(76)

按 "呕"指恶心欲呕一类的证状,有声无物为呕,由胃中寒气上逆所致。生姜温胃散寒,为治呕之圣药,用时当辨清寒热,斟酌使用。

又 使用本方必须具有栀豉汤的主证,如心中懊憹、虚烦不得卧等证。

2. 治轻证噎膈,所谓食管狭窄病也。(《伤寒论今释》)

044

栀子
干姜汤

【药品】

栀子一至三钱　　干姜一至三钱

【方义】

此上清胸膈之热，下温肠胃之寒，寒热并用之方。

【主治】

伤寒误下后，身热心烦，大便溏泻。但必须具有喜冷食而不敢食之寒热矛盾现象。

按 此证往往服凉性药后心烦减轻而便溏增重；服热性药则便溏减轻而心烦加重。故必须寒热药并用，方能取效。

【煎服法】

用水二茶杯，煎至半茶杯，去滓温服。

【用药大意】

栀子苦寒以清胸膈之热，干姜辛温以温肠胃之寒。

【禁忌证】

凡无上热下寒现象者，不可用。

【类似方剂参考】

1. 栀子豉汤：此单纯清热之方。
2. 理中汤：此单纯治肠胃虚寒之方。
3. 连理汤：此治寒热错杂病证之方，但偏于补。
4. 猪肤汤：为治心烦兼下利之方，但重点是滋润。
5. 猪苓汤：亦为治心烦兼下利之方，但重点在利水。

【历代用药经验择要】

1. 伤寒，医以丸药大下之，身热不去，微烦者，本汤主之。（80）

按 读本节需了解三个问题：

（1）没有用干姜的具体证状，为什么用干姜？

（2）有表热为什么去豆豉？

（3）用豆豉会不会发生差误？

答曰：此证下后利犹未止，所以需用干姜；身热不去，需用栀子、豆豉。所以不用豆豉的原因，我的看法是：本方着眼点在"大下之"三字，因大下之后，表热虽仍存在，但已不重，应该先顾里证，故用干姜温中止利；如表热明显，豆豉是可以用的，因系酵类药，不同于其他表药也。

2. 二气散（即本方）治阴阳痞结，咽膈噎塞，状若梅核，妨碍饮食，久而不愈，即成翻胃。（《杨氏家藏方》）

045

栀子
厚朴汤

【药品】

栀子二至三钱　厚朴二至三钱　枳实二至三钱

【方义】

此清解胸膈之热，兼疏肠胃之滞方。

【主治】

心烦腹满。但必须具有腹部拒按及喜冷的热证现象。

【煎服法】

水两茶杯半，煎至半茶杯，去滓温服。

【用药大意】

栀子治心烦，枳实、厚朴去腹满。

【禁忌证】

1. 大便溏者，不可用。
2. 不能食冷性饮食者，亦不可用。

按 大便溏和不喜冷性饮食，都是肠胃有寒的表现。

【类似方剂参考】

1. 栀子豉汤：此清解表里虚热之方。
2. 枳实栀子豉汤：此治劳复、食复、表里虚热，心下拒按之方。
3. 栀子大黄汤：此《金匮要略》治酒疸之心烦、腹拒按、大便不利之方。

【历代用药经验择要】

伤寒下后,心烦腹满,卧起不安者,本汤主之。(79)

按 本证的起卧不安,为心烦、腹满的具体表现。心烦则难卧,腹满则难起,所以出现不安之象。下后出现心烦腹满,正是本方之适应证。由于没有表热,故不用豆豉;腹满不拒按者,只用厚朴即能胜任;拒按者,还应考虑加用大黄。

046

栀子
柏皮汤

【药品】

栀子三至五钱　黄柏二至三钱　炙草一至二钱

【方义】

此清热燥湿,治黄疸之方。

【主治】

黄疸,既没有可汗之表证(如发热,无汗,恶寒等),又没有可下之里证(如腹满拒按,大便不利等),而只有内热喜冷等现象者。

【煎服法】

水二茶杯半,煎至半茶杯,去滓温服。

【用药大意】

栀子、黄柏清热燥湿,炙草和中补正。

【禁忌证】

1. 有发热无汗之表证者,忌之。

2. 有腹痛拒按、大便闭之里证者,忌之。

【类似方剂参考】

1. 麻黄连轺赤小豆汤:此治黄疸有表证,发汗之方。

2. 茵陈蒿汤:此治黄疸有里证,攻下之方。

【历代用药经验择要】

1. 伤寒,身黄发热,本汤主之。(261)

按 "身黄发热"，指由于身黄而后才见发热。说明这种热并非表热，故不用麻黄连轺赤小豆汤解表而只用本方清里。方中用甘草者，恐苦寒伤胃也。

有注家认为本节和麻黄连轺赤小豆汤节方药互错，本节之发热是麻黄连轺赤小豆汤的表热证，而麻黄连轺赤小豆汤文中的瘀热在里正是本方之证，这种说法和西仲潜所说同一意义，可作运用之参考。

2. 本证当有无汗、小便不利等证，文中虽未提及，我们在临床诊断时，也还是应该注意的。（《伤寒论译释》）

3. 治温病发黄。（《肘后备急方》）

4. 治头微汗，小便利而微发黄者，湿热相抟，微者宜服。（《黄帝素问宣明论方》）

047

枳实
栀子豉汤

【药品】

枳实 钱半至二钱半

栀子 二至三钱   豆豉 二至三钱

伤寒论113方 临床使用经验

【方义】

此导滞清热，治劳复、食复之方。

【主治】

伤寒大病瘥后，因过劳或伤食，致身热，心烦不眠，心下拒按者。

【加减法】

宿食较重，脐部拒按，大便不利者，加大黄一至二钱。

【煎服法】

用水三茶杯，煎至半茶杯，去滓温服。

【用药大意】

栀子、豆豉清解表里之虚热；枳实导肠胃之积滞；大黄推陈致新，通利大便。

【禁忌证】

1. 身热、心烦、腹拒按三证，缺一则不可使用本方。

2. 脉较弱者，枳实、大黄宜慎用。

【类似方剂参考】

小柴胡汤：此治病后更发热之方。

【历代用药经验择要】

大病差后劳复者，枳实栀子汤主之……若有宿食者，内大黄如博棋子五六枚。(393)

按 劳复之热属于虚热，这种热与风寒复感之热不同，不宜用发汗、和解等方法。需根据过劳或伤食的事实，以定劳复、食复或劳而兼食之名称。并据脉象的浮、沉、虚、实，决定诸药的运用轻重或取弃标准。我的经验，单纯劳复，即用栀子豉汤以清解其表里之虚热；如热度高者，重加连翘、白茅根，其效更速；如轻度食复，心下微拒按，才有使用枳实的必要；重者，脐腹部拒按，大便不利，才可使用大黄，万不可无的放矢。

048

大承气汤

【药品】

大黄二钱至一两　厚朴二至三钱

枳实二至三钱　芒硝一钱半至五钱

【方义】

此排出肠胃中燥热、燥屎、宿食之重下剂。系治里实、里热主方之一。

【主治】

1. 阳明腑证，发热，不恶寒或反恶热，谵语，日晡潮热，大便燥结，或热结旁流，舌苔干燥，或黄，或黑，或有芒刺。

2. 阳极似阴之证，即少阴三急下证，如神昏不知人，身不热，脉沉微有力，但舌苔干燥有芒刺，或自利清水，色纯青之证。

3. 宿食证，腹胀满疼痛，恶食，大便不利。

4. 奇恒痢疾，即痢疾在上午四时至六时前后，偶有神昏谵语、喉塞咽干等证。

按 此证如不急治，下午三时后即会死亡。详陈修园《医学实在易》。

5. 额部汗出如蒸笼，神志恍惚。此系曹颖甫验案，详《经方实验录》。

6. 痉病：角弓反张，胸满口噤，手足抽搐，脚挛急，卧不着席，面赤身热，龂齿有声，腹部拒按，苔黄燥，脉弦劲而数。

以上六种疾病，使用本方一般来说都必须具有腹部胀痛拒按，脉沉而有力，体质较健，且兼有热证的表现。但在一、二、六证中，舌苔或黄或黑，干燥而有芒刺是比较肯定的；第三证，腹中胀痛拒按、大便不利最为突出，但舌苔不一定会有芒刺，因为此证热势不太重；第四、五证，腹部不一定完全胀满拒按，但脉象必沉而有力，大便不利，或有其他里热证状。

【加减法】

1. 兼头痛恶风寒，发热无汗之表证者，酌加荆芥、防风、柴胡、葛根类药。或先解表后攻里，如先服麻黄汤，后服本方（参考防风通圣散、大柴胡汤、麻黄汤的使用法）。

2. 体衰，气血不足者，酌加人参、当归类的药品（参考黄龙汤的用法）。

3. 腹胀满甚者，枳实、厚朴宜多用，无则去之；大便不甚燥，或腹中无燥屎者，不必用芒硝（参考小承气汤、调胃承气汤的用法）。

4. 兼瘀血证者，酌加桃仁、红花（参考桃仁承气汤的用法）。

5. 兼胸中满痛有水饮者，加甘遂、葶苈子（参考大陷胸汤、丸的用法）。

6. 兼身热喜冷，口苦，神昏谵语，舌黄燥者，去枳实、厚朴，加连翘、薄荷、栀子、黄芩（参考凉膈散的用法）。

7. 兼不敢食冷，食之有不适者，加干姜、附子温下之（参考温脾汤的用法）。

【煎服法】

水三茶杯，先煎枳、朴，继入大黄，煎至多半茶杯时，去滓，再入芒硝，溶化后，温服。一服下利，停止后服。病证较轻者，同煎之也可。

【用药大意】

枳实、厚朴导滞消胀；大黄、芒硝通便软坚。方以承气为名，取其禀承胃腑下降之气，推邪外出之义也。

【禁忌证】

1. 大便秘结，兼有恶寒无汗之表证者，忌之（恐外邪内陷也）。

2. 大便秘结，不敢服食冷性饮食者，忌之（此寒实证，宜温下也）。

3. 大便燥结，因于年老、久病、产后、津液不足，或脉弱者，忌之（虚中夹实之证，宜补泻兼用）。

4. 大便硬、小便少者，忌之。（因阳明尚未全实，服之大便溏泻也）。

按 发热，恶寒，无汗，寒热往来，呕吐，体弱，产后（《金匮要略》有用者），不敢食生冷（心理上不敢不在此限），小便不利，大便初硬后溏，或大便溏泻没有拒压，胸满痛，脉浮，或洪大无伦者（大虚有盛候）。凡有任何一证，都不可径用原方，不得已的情况下，必须按照加减法用之，否则，坏病踵生。

【服后处理】

1. 在热病危急期，一剂转危为安者，饮食调理即可。

2. 服后余热未尽者，需养阴增液清热，酌用玄参、生地黄、麦冬、白茅根、竹叶类药品；需更下者，要细致审核，不可孟浪从事。

3. 积食类病，或因肠胃虚寒，或药量太过，致服后下泻不止者，酌用附子理中汤。除虚寒大盛，犯了阴盛和虚虚之戒外，一般是无危险的。

4. 服后不泻，要找原因。如药量太轻，可以加重，但不要忘了吃下去的药还是有作用的。如因气滞，可少加些理气药。

5. 服后只下些或红或黄或黑的粪水，仍胸膈闷，腹拒压，可用麦冬一两、瓜蒌一枚、生地黄二两滋阴通便。

【类似方剂参考】

1. 小承气汤: 此治腹胀满, 大便不太燥结之方。

2. 调胃承气汤: 此治大便燥结而腹不胀满之方。

3. 黄龙汤: 此治里实证兼里虚证之方。

4. 温脾汤: 此治里实证兼里寒证之方。

5. 增液承气汤: 此治里实证兼津液不足之方。

【历代用药经验择要】

1. 伤寒若吐若下后不解, 不大便五六日, 上至十余日, 日晡所发潮热, 不恶寒, 独语如见鬼状, 若剧者, 发则不识人, 循衣摸床, 惕而不安, 微喘直视, 脉弦者生, 涩者死, 微者, 但发热谵语者, 本汤主之。若一服利, 则止后服。(212)

按 读本节后应有以下几点认识:

(1) 汗、吐、下法, 必须使用确当, 否则会损伤津液, 形成严重的证候。

(2) 有恶寒绝不可使用本方。因恶寒是表证, 本方为攻下峻剂, 用之会使表邪内陷。

(3) 脑部证状是由阳明病引起的, 与脑本身发炎的脑证状(指邪入心包, 安宫牛黄丸、紫雪丹、至宝丹治疗的脑证状) 完全不同, 临床必须辨别清楚。其次必须和白虎汤、白虎加人参汤、加减复脉汤证辨别清楚, 以求投用无误。

(4) 遇见涩脉时, 虽是死的先兆, 但也应想方设法, 以期万一之效, 不可坐以待毙。我的经验可选用人参白虎汤、加减复脉汤、真武汤、黄龙汤等方剂救治。这就需要从各个方剂的使用上, 细心体会, 以求用之确当。

（5）大承气汤证是可以预防的, 在开始治疗时, 需加注意。

2. 阳明病, 谵语, 有潮热, 反不能食者, 胃中必有燥屎五六枚也; 若能食者, 但鞭耳, 宜本汤下之。（215）

🔘 本节前段至燥屎五六枚, 正是大承气汤证。后段含有斟酌之义, 从"宜"字上可以体会出来。山田氏主用小承气汤, 汪氏主用调胃承气汤, 陆氏谓当随证择用, 都说明了这一点。

文中所指"能食""不能食", 是测知肠中结滞微甚的标准。"胃中必有燥屎五六枚", 是腹诊得知, 不是从不能食推断来的。

3. 汗出谵语者, 以有燥屎在胃中, 此为风也; 须下者, 过经乃可下之, 下之若早, 语言必乱, 以表虚里实故也。下之愈, 宜本汤。（217）

🔘 陆氏认为"此为风……表虚里实故也"二十八字是后人旁注, 传写误入正文, 当删。根据陆氏之说, 把前后二段连接起来, 的确明白确当。但中间一段对于诊断是否也有启发价值, 择要分析如下:

成氏云: 汗出为表未罢, 根据这句话, 似乎汗出一证, 有表未罢的可疑。我的看法, 不如从无汗一证体会比较确实。因为汗出多系阳明表证, 兼这种表证者很少, 即或有之, 必然兼有恶风寒, 故不必对此有怀疑也。

方氏云：过经谓宁迟迟，非谓待十三日后也。成氏云：须过太阳经无表证乃可下之，下之若早，燥屎虽除，表邪乘虚复陷于里。以上都说明伤寒下不厌迟的道理，对于使用下法确是必要的启示。

4. 二阳并病，太阳证罢，但发潮热，手足漐漐汗出，大便难而谵语者，下之则愈，宜本汤。（220）

按 "漐漐"是不断出汗之意，为热聚肠胃的一种表现。潮热，手足汗出，大便难，谵语四证，都是可用大承气汤攻下的证候。但必须太阳证已罢，太阳证未罢，虽具有四证，也不可单纯使用攻下法。就是太阳证已罢，还应该从脉象、腹诊及其他方面进一步检查，方能更为准确。不然，对调胃承气、小承气、白虎等汤证，难免会混淆不清。

5. 阳明病，下之，心中懊恼而烦，胃中有燥屎者可攻。腹微满，初头鞕，后必溏，不可攻之。若有燥屎者，宜本汤。（238）

按 "燥屎"为使用本方之目标，诊断燥屎主要靠腹诊，凡有燥屎者，腹部必然拒压。陆氏云："绕脐痛者，燥屎在横结肠也。"或腹中有坚硬之粪块可以触知，而且必然有日晡潮热、手足濈然汗出。其余如谵语、舌黄黑而燥或高热不退、大便不通或脉迟身冷等证更是经常兼见的。所以，我们遇到这些证状，考虑是否有燥屎存在，都必须检查腹部。

6. 病人烦热，汗出则解，又如疟状，日晡所发热者，属阳明也。脉实

者, 宜下之; 脉浮虚者, 宜发汗。下之与本汤。(240)

按 下午三至七时之发热，是阳明病的证状之一，结合脉象有力，可以考虑使用本汤。但仍需从本证之具体证状加以对照，然后使用本方，这样才能丝丝入扣，完全合拍。

7. 大下后, 六七日不大便, 烦不解, 腹满痛者, 此有燥屎也, 所以然者, 本有宿食故也, 宜本汤。(241)

按 从本节看，需注意两个问题：
(1) 大下之后，还有可能形成需要大下之证，不要因曾用下法不效而对下法有所怀疑。
(2) 六七日不大便、腹满痛，是有燥屎的表现，即可下之证。临证时，还需从腹诊、脉象及其他方面进一步检查，然后再确定，不要以此为满足。如需下，应选择下之方，所谓"宜"，即含此意也。

8. 病人小便不利, 大便乍难乍易, 时有微热, 喘冒不能卧者, 有燥屎也, 宜本汤。(242)

按 "不能卧"是腹中胀痛，拒按之故。与气喘倚息不得卧完全不同，当辨别清楚。

有人认为本节应分两段解释，时有微热以上为一段，认为是不可攻下的证候；以下一段认为是可以攻下的证候。引起这种说法的

伤寒论113方 临床使用经验

原因在于小便不利一证，如小便不利属于邪热灼伤，就可用承气汤，属津液贮留的就不可以用。二者之别，在于舌的润燥、腹部抵抗与否、有无水声、小腹部是否膨胀等。

9. 得病二三日，脉弱，无太阳柴胡证，烦躁，心下鞕，至四五日，虽能食，以小承气汤少少与微和之，令小安，至六日，与承气汤一升。若不大便六七日，小便少者，虽不受食，但初头鞕，后必溏，未定成鞕，攻之必溏，须小便利，屎定鞕，乃可攻之，宜本汤。(251)

按 能食与不能食，古人认为不大便而能食，是屎方硬而未燥之候，不大便且不能食，是硬屎已燥之证。我认为是积滞轻重的关系，轻者能食，重者则不能食。

本节又是从小便利与不利，判断大便燥结与否，当与上节之小便不利合参。

10. 伤寒六七日，目中不了了，睛不和，无表里证，大便难，身微热者，此为实也，急下之，宜本汤。(252)

按 "目中不了了，睛不和"，是视物不明，目睛转动不灵活之意。为高热刺激神经所致，所谓热灼津伤也。其病邪在肠胃，属阳明腑实证，所以使用急下存阴的方法治之。然需与安宫牛黄丸类证鉴别清楚，以免误用。

11. 阳明病，发热汗多者，急下之，宜本汤。(253)

按 急下的主要意义，不是为了釜底抽薪，便是为了存阴。这就需要掌握病机，诊断明确，才能运用确当，不然就会犯似是而非的错误。欲诊断明确，首先要：①把类似的证候互相对比，找出不同的症结。例如邪入心包的脑证状，与阳明胃实的脑证状有哪些不同？②对于任何证状，须了解它的发展规律，能够见微知著。例如看见目中不了了，就知道这是脑病的开始。

12. 发汗不解，腹满痛者，急下之，宜本汤。（254）

按 "发汗不解"，有两层意思。①应该发汗而发之太过，伤了津液，形成阳明燥实证；②不应该发汗（如温病浮越于外的表证），发汗则里热愈炽，成为阳明燥实证。

本节主要证状为"腹满痛"，单从这个证状看，可能用小承气汤，也可能用理中汤，如何会想到用大承气汤呢？这是我们阅读时应该注意的关键。

13. 腹满不减，减不足言，当下之，宜本汤。（255）

按 "减不足言"，指减轻之程度微小不足道而言。说明腹满证是大承气汤范围内的证状，但需要加以分析，方能合拍。可与《金匮要略》"腹满时减复如故，此为寒，当与温药"互相体会。

14. 阳明少阳合病，必下利，其脉不负者为顺也，负者失也，互相克

贼，名为负也。脉滑而数者，有宿食也，当下之，宜本汤。(256)

按 "下利、脉滑而数"二证，如何认为是宿食？又如何认为是大承气汤治疗的证候？我的看法，必须从宿食的主证，即腹满、吞酸、腹部拒按等证和大承气汤的主证作进一步的诊断，才可避免病轻药重之误。

15. 少阴病，得之二三日，口燥咽干者，急下之，宜本汤。(320)

按 自此以下三条，都是阳极似阴之证。从表面看，脉微细，但欲寐好像是少阴证，其实仍然是阳明证。仲师恐误认少阴而滥用滋阴回阳之品，特揭出此法，使人注意也。旧注所谓"中阴三留府"之说，是后人推想之谈。

陆氏云：口燥咽干一证，未可据以急下，必须有可下之脉证、腹候，兼见口燥咽干，则津液将竭，当急下存阴耳。此说正确，我曾治一昏睡不醒患者，四肢、全身厥冷，脉象沉细，乍看和少阴证一样，只是脐腹部拒按，大便不利，舌苔干燥如错，气喷如火，用本方下之始愈。

16. 少阴病，自利清水，色纯青，心下必痛，口干燥者，可下之，宜本汤。(321)

按 此热结旁流也。此证亦有不表现少阴状态者，治法相同。但必须具有脐腹部拒按，不然，三黄石膏汤一类药品便能取效,何必用本方急下呢?

17. 少阴病,六七日,腹胀,不大便者,急下之,宜本汤。(322)

按 以上三条急下,都是针对"少阴病"三字而来,否则,稍缓也没有多大关系。应该知道,热邪如果不盛,绝不会形成阳极似阴证候的。

18. 阳明病,脉迟,虽汗出不恶寒者,其身必重,短气,腹满而喘,有潮热者,此外欲解,可攻里也。手足濈然汗出者,此大便已鞭也,本汤主之。若汗多,微发热恶寒者,外未解也,其热不潮,未可与承气汤。(208)

按 根据本节,可以认识到恶寒与不恶寒是辨别表证解与未解的主要证状,也就是辨别大承气汤能否使用的关键证状。

19. 阳明病,潮热,大便微鞭者,可与本汤。不鞭者,不可与之。若不大便六七日,恐有燥屎,欲知之法,少与小承气汤,汤入腹中转失气者,此有燥屎也,乃可攻之。若不转失气者,此但初头鞭,后必溏,不可攻之,攻之必胀满不能食也。(209)

按 此种试验燥屎的方法,我从未用过。因大承气汤的使用关键,是脐腹拒压一证,如加分析,即可完全无讹。有人说大承气汤的使用,也有只根据病情推测者,如曹颖甫治疗额部出汗,陈修园治疗奇恒痢疾。我的看法,该病腹诊如何? 二氏并

伤寒论113方 临床使用经验

未言及，殊令怀疑。如没有脐腹拒按，三黄汤类药品即能胜任，何必使用枳朴呢？

20. 下利，三部脉皆平，按之心下鞕者，急下之，宜本汤。
（辨可下病脉证并治176）

按 "三部脉皆平"，非虚弱也。"按之心下鞕"，是胃脘上部坚硬拒按也，为宿食在上脘之证状。仲师云：宿食在上脘者当吐之，宜瓜蒂散。据此，单凭心下硬一证状，肯定不应该使用急下的治法。如用，必然兼有脐腹部拒按之证。

21. 下利脉迟而滑者，内实也，利未欲止，当下之，宜本汤。
（辨可下病脉证并治177）

22. 下利脉反滑，当有所去，下乃愈，宜本汤。
（辨可下病脉证并治183）

按 脉迟者多虚寒，迟滑者多实热。但单凭脉象决定使用法则，我认为不够妥当，特别是这样峻下之方，误用之非常危险，最低限度，必须兼有脐腹拒按一证。

23. 脉滑而数者，有宿食，当下之，宜本汤。（辨可下病脉证并治178）

24. 寸口脉浮而大，按之反涩，尺中亦微而涩，故知有宿食，当下之，宜本汤。（辨可下病脉证并治179）

按 陆氏云："有宿食者往往右关脉沉滑，然不如验之于舌苔、腹候及病人自觉证状。宿食而用大承气，尤须诊腹与舌，然后信而有征。今但验于脉，且浮大微涩，显然非可下之脉，殊令学者疑误。"陆氏之说最为正确，我的经验，此病腹诊最为重要，舌诊尚在其次，浮大微涩脉，只可作为参考。

25. 下利不欲食者，以有宿食故也，当下之，宜本汤。（辨可下病脉证并治180）

按 徐氏云："凡噤口痢，亦必因宿食之故。"此说亦有参考的必要。

26. 下利差，至其年月日时复发者，以病不尽故也，当下之，宜本汤。（辨可下病脉证并治181）

按 此病名为休息痢。陆氏云"此盖赤痢菌潜伏肠间，病愈而菌未死灭，即西医所谓带菌者"。又云"经年复发之痢，多宜温药下之，非必大承气证，临病时选用为是"，此说是也。

27. 病腹中满痛者，此为实也，当下之，宜本汤。（辨可下病脉证并治182）

按 腹中满痛拒按，正是承气汤的明证。

28. 脉双弦而迟者，必心下鞕，脉大而紧者，阳中有阴也，可下之，宜本汤。（辨可下病脉证并治188）

按 详第20点按语，兹不赘。其余说法不可理解，勿论可也。

29. 痓为病，胸满口噤，卧不着席，脚挛急，必齘齿，可与本汤。（《金匮要略·痉湿暍病脉证治》）

按 热盛伤津，筋脉失其濡养而见痉挛证状，故用本方急下存阴。我认为当有舌苔黄燥，大便不通等证。如无此证，可选用白虎汤或羚羊钩藤汤。

30. 治大实大满，满则胸腹胀满，状若合瓦；大实则不大便也。痞满燥实四证具备则用之，杂病则进退用之。（《医垒元戎》）

31. 大抵下药，必切脉沉实，或沉滑沉疾有力者，可下也。再以手按脐腹，硬者或叫痛不可按者，则下之无疑也。凡下后不解者，再按脐腹，有无硬处，如有手不可按，下未尽也，复再下之。（《伤寒蕴要》）

32. 治癫狂热壅，大便秘结。（《古今医统大全》）

33. 热厥者，初病身热，然后发厥。其人畏热，扬手掷足，烦躁饮水，头汗，大便秘，小便赤，怫郁昏愦。盖当下失下，气血不通，故四肢逆冷，所谓热深则厥深。所谓下证具见厥逆者，此也，与大承气汤。（《仁斋直指方》）

34. 治舌四边微红，中央见灰黑色，此由失下所致；舌见黄苔，黑点乱生者，其证必渴而谵语；舌见灰黑色，有黑纹，脉实者。（《小青囊》）

35. 承气本为逐邪而非专为结粪设也，如必俟其粪结，血液为热所搏，变证迭起，是犹养虎遗患，医之咎也。况多有溏粪失下，但蒸作极臭，如败酱，如藕泥，临死不结者。但得秽恶一去，邪毒从此而消，证脉从此而退，岂徒孜孜粪结而后行哉？

应下诸证：舌白苔渐变黄苔；舌黑苔；舌芒刺；舌裂；舌短；舌硬；舌卷；舌砂苔；唇燥裂；唇焦色；唇口皮起；鼻孔如烟煤；口臭；口燥渴；目赤；咽干；气喷如火；小便赤红涓滴作痛；小便极臭；扬手掷足；脉沉而数；潮热；善太息；心下满；心下高起如块；心下痛；腹胀满；腹痛按之愈痛；心下胀痛；头胀痛；小便闭；大便闭；转屎气极臭；大肠胶闭（大便愈蒸愈黏，愈黏愈闭）；协热下利；热结旁流；四逆；脉厥；体厥；发狂。（《温疫论》）

36. 凡有燥屎者，脐下必磊砢也，肌肤必枯燥也。（《方极》）

37. 脚气，胸腹硬满，一身浮肿，胸动如怒涛，短气而呕，二便闭涩者，冲心之基也。非此方则不能折冲其迅剧之势，荡涤其结辖之毒也。
治痢疾大热腹满，痛如锥刺，口舌干燥或破裂，大便日数十百行，或便脓血者。（《类聚方广义》）

38. 小便闭，涓滴不通，小腹硬满，有闷乱证者，非寻常利水药所能通，若大便秘而坚者，可用大承气，大便通则小便亦通。（《餐英馆治疗杂话》）

39. 本方证之腹满以脐部为中心，其坚满在脐之上下左右，而心下及下腹部多无变化。若心下硬者，疑似大柴胡汤之心下痞硬，然彼必有胸胁苦满，而本方无之，以此可以判别。(《皇汉医学》)

40. 大黄久煮，不能刺激肠黏膜而促其蠕动，故峻下之剂，大黄须后入轻煮，冷浸尤佳。芒硝则久煮轻煮，其效无异，取溶尽为度可矣。(《伤寒论今释》)

41. 大承气汤之全部证状：①大便不行，腹痛拒按，此以胃中有燥屎故也。②阙上痛，阳明燥气上冲及脑。③右髀有筋牵掣，右膝外旁痛。④脉洪大而实，然亦有迟者。⑤日晡潮热。他若舌苔黄燥厚腻，大渴引冷，当在应有之例。

大论曰厥深者，热亦深……厥应下之而反发汗者，必口伤烂赤。口伤烂赤，胃热也。大便燥结，肠热也。手足阳明俱热，不急泻之，病何能去？

下后脉和者安，脉转洪数者危。

厚朴是肠药，能直达肠部，宽放肠壁，彼肠结甚者，燥矢与肠壁几密合无间，硝黄虽下，莫能施其技，故必用厚朴以宽其肠壁，而逐其矢气，如是燥矢方受攻而得去。(《经方实验录》)

42. 治热上冲眼，大便秘结者。(《眼科锦囊》)

43. 大黄能推陈致新，阳明蕴有实热，大便燥结者，原宜多用。厚朴为大黄之辅佐品，其分量当为大黄之半。

大承气汤所主之证，原宜脉迟，其有脉不迟而洪实有力者，亦不妨用。惟其脉不迟而转数，若因大便燥结，而剧投以大承气汤，其脉之无力者，恒因大便通后而虚脱；其脉之有力者，下后纵不至虚脱，其病亦必不能愈，所谓降后不解也。凡遇此等脉，必设法将其脉数治愈，然后再通其大便。（投以大剂人参白虎汤，热退脉不数，大便不通可与调胃承气汤）亦有用白虎汤之后，大便随通者。

服承气后，燥结仍不下，可继服走窜之品，如威灵仙；疏肝之品，如柴胡、生麦芽。（《医学衷中参西录》）

44. 承气八禁：表邪未解；心下硬满（邪不在肠）；面合赤色（在经不在腑）；平素食少（胃素弱）；或呕多（邪在上焦）；或脉迟（寒）；或津液内竭；或小便少。（《医学大辞典》）

45. 诸般急性热病之经过中，有前述之证候者，肥满型体质，高血压症，精神病，冲心型脚气，消化不良性胃肠炎，肺炎，猩红热，疟疾，麻疹，天花等，不拘何种急性热病，而有痞满燥实坚、脉沉实，舌苔干燥者，均可选用本方。（《古方临床之运用》）

淮按 关于承气用法，以上各家都讲得很好，归纳之，庶对大承气汤有一比较全面的认识，临证时细心分析，当不难使用也。

　　　　　　　　　伤寒论113方 临床使用经验

附：

大承气汤的使用法

（太原市中医学会第四次学术讲座）

一、方义

此方是推荡肠胃中积热、积食、积粪之方也。此种热和食凝结成为坚固的粪块，或酿成酱色胶黏的粪便，如果这些东西得不到适当的排泄，往往会引起许多重要疾患，特别是脑神经疾患。此种脑神经疾患在各种热性病中都是经常出现的，不只是伤寒一病。至于其他各部疾患，在杂病中更是数见不鲜的。本方正是解决这些病的根本疗法，所以使用本方的人，必须抓住主证，再结合上副证，禁忌证和慎重证，才能认识正确，才能有了把握，才能收到良好的效果，才能应用自如不致发生错误。因为此方是寒下剂中的峻药，对证的话当然有起死回生之妙，否则为害也是相当可怕的。

二、主证

脐腹部胀满硬痛拒按，脉沉而有力，身体不弱，内外没有怕冷现象，或反有恶热者。

说明：此证大多数都在上至中脘、下至关元的部分，也有更上更下者，但以当脐部较重，这是使用本方离不了的证候。有人说：历来阳明燥热证用本方获效者很多，如曹颖甫治施姓阙上热气蒸腾、如烟如云证，治吴姓妇人目中不了了、睛不和证，不一定都有脐腹胀满硬痛的主证，但都用大承气汤治愈的，你的说法恐不够正确吧？答：的确，你所说的病是很多的，但我认为那都是硝黄的作用。所谓釜底抽薪的办法，也是在体质素健，病势紧迫的情况下，偶然采取的一种诱导突击办法，绝不可认为是本方的常法，况且没有胀满拒按等证，根本就没有使用枳朴的必要，不然的话曹君为什么不按照原方的分量比例用药呢？为什么枳朴量用的很少呢？如果把枳朴去掉，是不是也会收到同样的效果呢？小承气汤变了分量，名为厚朴三物汤，就不按小承气汤论了，那么大承气汤变了分量仍可以按大承气汤论吗？曹君是我一生最佩服的一人，我相信绝不会无的放矢，一定有他的道理。这些疑难问题，必须从实地上反复试用，才会得到正确的解决。

三、副证

1. 大便方面：有多日不通的，有便时困难的，有乍难乍易的，有大便硬或微硬的，有下利清水或色青黑的，有味极臭的，有矢气的。

2. 神识方面：有神昏谵语的，有狂乱不识人的，有循衣摸床、惊惕不安的，有烦躁不宁的。

3. 头目方面：有额部痛的，有满头剧痛的，有晕痛的，有额部汗出如蒸笼的，有额部发胀的，有目中不了了、睛不和的，有直视的，有畏光的，有闭目如睡状的。

4. 体温方面：有身大热出汗的，有下午三至七时间潮热的，有体温如常的。

5. 口舌方面: 有口燥咽干的, 有口噤龂齿的, 有舌苔黄、黑、燥裂, 或有芒刺的, 或有黄燥厚腻的, 或有无苔的(在积食证见之)。

6. 饮食方面: 有渴欲饮冷的, 有憎食的, 有不能食的, 有不欲食的, 有嗳腐吞酸的, 有不消食的。

7. 脉搏方面: 有迟的, 弦的, 滑而数的, 洪大而实的, 有伏的, 有六脉皆无但足背高骨冲阳脉大而有力的(这种脉和昏睡、体温如常并见, 有误认为是少阴证者)。

8. 四肢方面: 有手足濈然汗出的, 有扬手掷足的, 有手足时温时冷的, 有脚挛急的, 有右髀有筋挛掣、右膝外旁痛的, 有四肢俱冷的。

9. 睡眠方面: 有昏睡不醒的, 有卧不着席的, 有因肚腹满痛不能仰卧的, 或不敢速卧的, 或昼夜蹲着而不能卧的。

10. 呼吸方面: 有气短、气喘的。

11. 小便方面: 有短赤的, 有发黄的。

12. 妇女方面: 有因食减血液不足而经闭数月的。

说明: 关于神经方面的一切险证, 都是由于肠中燥结太甚, 邪热无处发泄, 因而反射到脑部所致, 并不包括脑部本身的邪热疾患。所以遇到腹不拒按、大便不燥结的脑病, 除有特殊的证据可以进行釜底抽薪的突击办法外, 一般的万不可随便尝试。

四、禁忌证

发热恶寒, 恶寒无汗, 寒热往来, 呕吐, 身体衰弱, 脉浮、虚, 或洪大无伦(所谓大虚有盛候下反含冤), 或涩。

大病后，产后（金匮有用的），老人，不敢饮食生冷且有显著病变的（心理上的不敢饮食不在此限），小便不利者，大便初硬后溏者，或大便溏泻没有拒按现象者，胸部满痛者。

说明：凡有本证中的任何一证，都不可使用原方，在万不得已的时候，必须按照第八栏的标准加减用之，否则恐有危险。

五、慎重证

1. 脐部不但手不可按，衣被也不敢近，且痛得很敏锐。
2. 全部腹皮拒按，没有重点，且疼痛不在深部（即肠部）。
3. 身体瘦，肚皮薄，长期自觉腹部不舒，按之硬如铁石。

说明：这三种病单从拒按上看，很有相像的地方，但都不可误认为本方的主证，因为这都不是肠内积热、积食、积粪的病。第一种见于大肠痈，第二种见于腹膜炎，这两种病从外形上看，都带些肿象，白血球[1]检查也有显著变化，从经过中也能找出不同的情形。只要从各部分细心体会，就会辨出真伪，万不可一见拒按就孟浪地使用它。至于第三种更容易辨认了，因为它是一种长期慢性腹部疾患，饮食大便没有显著变化，且按的深度好像离脊骨不远的样子。

六、药品

厚朴：一至四钱，性温以治胀满为主，结实为客，重在腹部。

---

[1] 为维持文献原貌计，予以保留。

枳实: 一至三钱, 性寒以治结实为主, 胀满为客, 重在心下。

大黄: 二钱至一两, 性寒通大便, 荡涤肠胃之积食积热。

芒硝: 钱半至五钱, 性寒软坚润燥, 泄水通便。

说明: 分量须要根据病证体质, 斟酌适宜而后用之, 不可执一。

七、煎法、服法、护理、饮食的标准

1. 煎法: 凡热性病, 肠中有燥屎, 热毒侵犯到脑神经的重病, 应当先煎枳朴, 次入大黄, 最后去渣, 入芒硝, 溶化后服之。因为凡药生者, 气锐而先行, 熟者气钝而和缓, 所以用芒硝先化燥屎, 用大黄以推荡之, 最后用枳朴以消胀除满, 不然燥屎未经软化, 骤推荡之不但粪不能排出, 反而增加人的胀痛。一般病的煎法都是混合的, 有的只把芒硝后入。

2. 服法: 应空心温服。一剂大便利, 止后服。一般急性重病差不多只服一剂, 因为除了挽救不及, 没有再服的余地外, 大多数都是一剂告愈的。余热未净或需要更下者, 可参考第九栏。

3. 护理饮食: 病初愈, 热性病应注意避风, 不要多谈话。饮食应吃流食, 最好吃稀饭、豆浆、牛乳、鸡子。普通食品, 身体较强者, 两礼拜后逐渐增加, 较弱者少则三礼拜、多则一月后再吃, 以免食复。

八、加减举例

1. 兼头痛, 恶风寒, 发热无汗之表证者, 可酌加荆芥、防风、柴胡、葛根一类药品, 或用先解表后攻里的方法, 如先用麻黄汤发汗, 后用本方下之。可参考防风通圣散、双解散、大柴胡汤、麻黄汤的使用法以变通之。

2. 如身体衰弱，气血不足而兼本证者，可酌加人参、当归类的药品，可参考黄龙汤的使用法以变通之。

3. 本证腹胀满甚者，枳朴宜多用，没有胀满者可去之，大便不甚燥或腹中无燥屎者不必用芒硝，宜参考小承气汤、调胃承气汤的使用法以变通之。

4. 兼有蓄血者，可酌加桃仁、红花类的药品，可参考桃仁承气汤的使用法。

5. 兼胸中满痛有水饮者，可酌加葶苈子甘遂等药，参考大陷胸汤的使用法。

6. 兼身热喜冷，口苦，神昏谵语，舌黄燥者，去枳朴，加连翘、薄荷、栀子、黄芩类的药品，可参考凉膈散的使用法。

7. 兼不敢冷食，食之有变化者，酌加干姜附子温下之。可参考温脾汤的使用法。

说明： 这种加减只是指出一个方面，绝不可能完全肯定起来，因为人的病变，非亲手诊查，是不能合拍的。

九、服药后的情形及处理概要

1. 在热性病危急时期，有的一剂药转危为安，这样只可在护理饮食方面加以注意就行了，用不着其他处理方法。有的挽救不及更没有处理的余地。

2. 服后余热未净者，需要养阴增液清热，应酌加玄参、生地黄、麦冬、茅根、竹叶类的药品，若需要更下者，不可孟浪从事，也不可继服原方，必须逐栏诊查清楚，再行加减。

3. 积食一类的病, 有因肠胃虚寒, 或药量太过, 致服后下利不止者, 应酌用理中加附子汤以补救之, 除虚寒太甚, 犯了阴盛和虚虚之戒外, 一般是无危险的。

4. 服药后没有泻, 可以找出原因进行处理, 如因药量太轻, 可以加重些, 但不要忘记腹中吃下去的药还是有力量的。如因气滞, 可少加些舒气药就行了。

5. 服后只下些或红或黄或黑粪水, 仍拒按, 胸膈仍闷, 可酌用麦冬一两、瓜蒌一枚、生地黄二两滋阴通便之法。

十、结论

总之, 此方多用在急性时期, 慢性病用的很少, 用的时候必须先把主证认识清楚, 再结合上副证、禁忌证和慎重证, 完全了解后再行用药, 万不可随便乱用, 因为用之得当真有起死回生之妙, 否则危亡可立至矣。注意! 注意!

李翰卿 草拟
1954 年 4 月 28 日

049

小承气汤

【药品】

大黄一至三钱　厚朴二至三钱　枳实二至三钱

伤寒论113方 临床使用经验

【方义】

此排除肠胃积滞较轻之剂（偏重在胀满方面）。

【主治】

阳明病，肠胃积滞，腹部胀满，拒按，大便不利，但没有舌苔芒刺等燥热较重之证。

【煎服法】

水二茶杯，煎至半茶杯，去滓温服。

【用药大意】

厚朴消胀，枳实导滞，大黄通便。

【禁忌证】

1. 腹胀满，不敢服冷性饮食者，忌之（此系寒证之胀满，不宜用大黄）。
2. 腹不胀满，但大便不利者，亦不宜用（此以通便为主，厚朴、枳实没有使用的必要）。

【类似方剂参考】

1. 大承气汤：此荡涤肠胃之重剂，腹胀满拒按、大便燥结者宜之。
2. 调胃承气汤：此荡涤肠胃之轻剂，大便燥结、腹不胀满者宜之。
3. 厚朴三物汤：此治腹痛、大便闭之方。
4. 厚朴大黄汤：此治胃中燥热、逼水饮上逆之支饮胸满方。
5. 厚朴生姜半夏甘草人参汤：此治虚证胀满之方。

【历代用药经验择要】

1. 阳明病，脉迟，虽汗出不恶寒者，其身必重，短气，腹满而喘，有潮热者，此外欲解，可攻里也，手足濈然汗出者，此大便已鞕也，大承气汤主之。若汗多，微发热恶寒者，外未解也，其热不潮，未可与承气汤。若腹大满不通者，可与本汤，微和胃气，勿令至大泄下。(208)

按 "腹大满，大便不通"，是小承气汤的主证。旧说小承气汤没有手足汗出及潮热二证。我的看法，二证如兼大便硬结，当然小承气不能胜任，如不硬就可以用，不过用量要大些。

2. 阳明病，潮热，大便微鞕者，可与大承气汤，不鞕者，不可与之。若不大便六七日，恐有燥屎，欲知之法，少与小承气汤，汤入腹中转失气者，此有燥屎也，乃可攻之。若不转失气者，此但初头鞕，后必溏，不可攻之，攻之必胀满不能食也，欲饮水者，与水则哕，其后发热者，必大便复鞕而少也，以本汤和之，不转失气者，慎不可攻也。(209)

按 读本节有以下几个问题：
(1) 凡遇多日不大便者，都必须经过小承气汤试验后，才可使用大承气汤治疗吗？
(2) 如不转失气，更用何方治疗？
(3) 误攻后胀满不能食，与水则哕，应何方以治？
(4) 如果仍转失气，是否可用大承气汤？

我的看法：
(1) 用大承气汤需从腹拒按的部位、程度，及舌苔润燥决定之。

（2）当用小承气汤治之。

（3）可选用理中、四逆汤救治。

（4）仍可以用，但应考虑体质状况，虚者酌加参芪归地等。

3. 阳明病，其人多汗，以津液外出，胃中燥，大便必鞕，鞕则谵语，本汤主之。若一服谵语止，更莫复服。（213）

按 本节第一说明，汗多是形成大便硬和谵语的主要原因。我们遇到汗多的时候，应该预防，不必待其形成大便硬和谵语后再用承气。第二说明大便硬和谵语是本汤治疗范围内的主要证状，若仅大便硬而无谵语，则不宜与小承气汤。

杂病多汗也有形成便硬的时候，但谵语者少，因无邪热之助也。这种大便硬，当然亦不宜用小承气汤。

4. 阳明病，谵语发潮热，脉滑而疾者，本汤主之。因与本汤一升，腹中转气者，更服一升。若不转气者，勿更与之，明日又不大便，脉反微涩者，里虚也，为难治，不可更与承气汤也。（214）

按 本节可分三段体会，第一段至小承气汤主之，说明除胃实谵语外，潮热、脉滑疾也是本方主治的证状。第二段至勿更与之，说明服小承气汤后转失气，不只是使用大承气汤的标准，也是继用小承气汤的标准。分别之处，只在病势轻重之间。最后一段说明，微涩脉是本方之禁忌证。

5. 太阳病, 若吐、若下、若发汗后, 微烦, 小便数, 大便因鞕者, 与本汤和之愈。(250)

🔘 本节说明"烦"也是本方范围内一证。程氏云: 汗吐下后而见烦证, 征之于大便实, 因知非虚烦者。此说是也, 但不如腹诊更为确实。

6. 得病二三日, 脉弱, 无太阳、柴胡证, 烦躁, 心下鞕, 至四五日, 虽能食, 以本汤少少与, 微和之。(251)

🔘 "得病", 指不大便言。"脉弱", 不是微弱, 而是不浮盛实大。既没有太阳病之发热恶寒, 又没有柴胡证之往来寒热, 说明不大便, 烦躁, 心下硬是小承气汤治疗之证。而心下硬一证, 更应注意分析, 因为心下硬也有使用大承气汤者。

7. 下利谵语者, 有燥屎也, 宜本汤。(374)

🔘 本节属于实证一面, 但燥屎之有无, 应根据腹诊, 不可单凭推想。

8. 三承气汤功用仿佛, 热邪传里, 但上焦痞满者, 宜小承气汤; 中有坚结者, 加芒硝软坚而润, 热病久失下, 虽有结粪, 然多黏腻, 得芒硝则大黄有荡涤之能; 设无痞满, 惟存宿结而有瘀热者, 调胃承气汤宜之。三承气汤功效皆在大黄, 余皆治标之品。(《温疫论》)

9. 调胃承气结实而腹不满,小承气腹满而不结实,大承气结实且满,此腹诊之大较也。(《伤寒论今释》)

10. 治痢初发,精气甚盛,腹痛难忍,或作胀闷,里急后重,数至圊而不能通,窘迫甚者。(《入门良方》)

11. 伤寒哕逆证,属热闭邪实者。(《类聚方广义》)

12. 用于急性胃肠炎,即俗称伤食。因食物不适,过食而致痞闷,腹痛,下利不畅,舌黄,口渴,脉数实,身热有汗,夜寐不安者,与本方加神曲山楂等,颇着效果。又血压过高、血管硬化证之慢性便秘,常用三化神佑汤合桃仁承气汤,每每获效。(《古方临床之运用》)

050

调胃
承气汤

【药品】

大黄一至二钱　炙草一至二钱　芒硝一钱至钱半

【方义】

此清除胃肠燥热，或兼食滞之轻下剂（偏重燥热方面）。

【主治】

阳明病，胃肠燥热，或兼食滞之轻证。其证或谵语，或汗后恶热，或胃中烦热，或胃中痛等。但须从大便燥结，或胃部拒按、脉沉有力等需要轻下之证加以注意，方能确当。

【煎服法】

水二茶杯，煎至半茶杯，去滓温服。

【用药大意】

大黄、芒硝通其燥结之粪便，炙草补中，以缓和之，防其苦寒伤胃。

【禁忌证】

1. 胃部喜按，或脉沉迟无力之大便不通者，忌之（此虚寒之证，不适于硝黄攻下）。
2. 大便不通，兼腹胀满拒按者，不宜用（本方没有治疗胀满之药）。
3. 大便不通，腹胀满拒按，兼舌苔黄黑干燥芒刺，谵语，神昏者，更不宜用（杯水车薪，不能胜任）。
4. 兼有表寒证者，忌之（攻里之方，误用之易使外邪内陷）。

按 此证应先解表再用本方，或于本方中加解表药品。

【类似方剂参考】

1. 理中加大黄汤: 此治肠胃虚寒兼大便不通之方。
2. 小承气汤: 此治大便不通兼有腹胀满之方。
3. 大承气汤: 此治大便燥结兼有谵语神昏、舌苔芒刺之方。

【历代用药经验择要】

1. 伤寒脉浮, 自汗出, 小便数, 心烦, 微恶寒, 脚挛急, 反与桂枝欲攻
   其表, 此误也……若胃气不和谵语者, 少与本汤。(29)

🅑 "胃气不和"指胃部燥热而言。这是阴气偏虚, 服桂枝汤后形
   成的热证现象。应该具有大便不利, 舌心干燥, 或胃部拒
   按, 或喜冷性饮食等证, 否则, 如何会诊断胃中有燥热而用
   调胃承气汤呢?

"谵语"一证, 有因脑部本身发炎的, 有因阳明燥热影响到脑的。
同时, 阳明燥热还有里实、里热的差别(因服桂枝汤后, 有转成白
虎证的可能), 如果没有所举各证作为分析数据, 这些具体情况
是不易确定的。

2. 发汗后, 恶寒者, 虚故也。不恶寒, 但热者, 实也。当和胃气, 与本
   汤。(70)

🅑 汗后不恶寒, 反恶热, 可见于白虎汤证和承气汤证, 应该从具
   体证状分析才能准确。本节仲圣仅指出一个方向, 临床时应
   当全面考虑。

据舒氏云, 真阳素旺之人阴虚为本, 发表药中不加当归地黄以养阴, 不但病不解, 而且阴液被夺, 肠胃枯涸而为燥结则反恶热。这种说法, 在未发汗之先, 应和大青龙、麻杏甘石汤等互相体会。

3. 太阳病未解, 脉阴阳俱停, 必先振栗, 汗出而解, 但阳脉微者, 先汗出而解。但阴脉微者, 下之而解。若欲下之, 宜本汤。(94)

按 陆氏云: 此条以脉之阴阳辨病解之由于汗下, 无论脉停脉微, 其理皆不可通, 其事皆无所验。

《伤寒论译释》云: 脉停并不是气血停止, 而是营卫之气被邪郁遏, 正邪互争, 为战汗前的暂时现象。

4. 伤寒十三日, 过经谵语者, 以有热也, 当以汤下之。若小便利者, 大便当鞕, 而反下利, 脉调和者, 知医以丸药下之, 非其治也。若自下利者, 脉当微厥, 今反和者, 此为内实也, 本汤主之。(105)

按 本节应从谵语、下利、脉不微方面体会, 若加上腹诊, 则更为准确。

5. 太阳病, 过经十余日, 心下温温欲吐, 而胸中痛, 大便反溏, 腹微满, 郁郁微烦, 先此时自极吐下者, 与本汤, 若不尔者不可与。(123)

按 "胸中痛"应是胃中痛之误, 根据实践, 本方对于胸中痛没有显著效果。

"大便溏"一证，本不是本方的适应证，但在胃痛烦满，且有自极吐下为快的情况下用之，也是有效的。

"先此时自极吐下"，是开始时有大吐大下后才能适其意之感觉。

本节只凭温温欲吐，腹痛，大便溏，腹微满，郁郁微烦便使用本汤，其关键就在先此时自极吐下一证，这说明肠胃有一种不痛快的感觉，为用本方的关键证。若再行腹诊，则更易明确，如不拒按，可考虑理中汤加减以治。

6. 阳明病，不吐不下，心烦者，可与本汤。(207)

按 本节根据"阳明病"三字体会，非常明显。后人往往着重心烦一证，例如柯氏云：若吐下后心烦者为虚烦，宜栀豉汤；吴谦云：未经吐下而心烦者为热甚，实烦可知；山田氏云：呕吐而心烦者，柴胡证也，下利而心烦者，猪肤证也（按：猪肤汤主证是咽痛，不如栀子干姜汤为优）；周氏云：汗吐下后可与者，必有腹满便硬等证，不可与者，必有干呕欲吐等证。以上这些说法，都是古人辨证的具体表现，我的主张就是根据这些体会来的。

7. 太阳病三日，发汗不解，蒸蒸发热者，属胃也，本汤主之。(248)

按 本节需和白虎汤证互参。

8. 伤寒吐后，腹胀满者，与本汤。（249）

按 此方没有治胀满的药品，当是小承气汤的适应证。

9. 欲知三承气之用法，须先详究阳明之病理。世徒知承气证为阳明
　　化燥之候，是说仅可以言硝黄，而不足以释厚朴。试问大小承气
　　之用，厚朴为燥而设乎？抑为湿而设？曰：大承气汤证上湿而下燥
　　（燥重于热），小承气证上湿而下热（热轻于燥），调胃承气证上
　　虚而下燥。设遇大承气证而与小承气汤，则上湿虽化，然以攻下之
　　力不峻，故仅能越燥屎而转矢气耳；设遇大承气证而与调胃承气
　　汤，则燥矢虽下而遗其上湿，加以甘草之恋湿，必益增其痞满也。
　　（《经方实验录》）

10. 治实而不满者，腹如仰瓦，腹中转矢气，有燥粪，不大便而谵
　　语，坚实之证。（《医垒元戎》）

11. 治热留胃中发斑，及服热药过多发斑。（《经验良方》）

12. 治中热，大便不通，咽喉肿痛，或口舌生疮。（《口齿类要》）

13. 治消中，渴而饮食多。（《东垣试效方》）

14. 治疮疡热极汗多，大渴便秘，谵语发狂。（《外科枢要》）

15. 治齿痛，血出不止。（《玉机微义》）

16. 痘疮麻疹, 痈疽疔毒, 内攻冲心, 大热谵语, 烦躁闷乱, 舌上
    燥裂, 不大便, 或下利, 或大便绿色者, 宜本汤。

牙齿疼痛, 齿龈肿痛, 龋齿枯折, 口臭等, 宜本汤。

反胃膈噎, 胸腹痛, 或烦满, 腹中有块, 咽喉燥者, 郁热便秘者,
消渴, 五心烦热, 肌肉燥瘠, 腹凝闭而二便不利者, 皆宜本汤。
(《类聚方广义》)

17. 一小儿小便不通, 下则砂石, 大便秘, 肛门脱出一二寸。戴人
    曰: 此下焦约也, 不吐不下则下焦何以开? 不令饮水, 小溲何
    以利? 以调胃承气汤加牵牛子, 河水煎服。又用苦末丸吞下,
    上吐下泻一时齐出, 有脓有血, 涌泄既定, 令饮新水二三十
    次, 其病若失。(《儒门事亲》)

18. 虚人便秘, 医者谓气虚脉弱, 不敢攻下, 经诊之, 脉虽虚而火
    甚实, 遂用调胃承气汤加台参、赭石、天冬即愈。(《医学衷中
    参西录》)

051

桃核
承气汤

【药品】

桃仁二至三钱　大黄一至三钱　桂枝一至二钱

炙草一钱至钱半　芒硝一至二钱

【方义】

此泻热，祛瘀，兼散表寒之方。

【主治】

蓄血证，热结膀胱，其人如狂，少腹急结。但必须具有小便自利，大便不利，身有微热，或不喜冷性饮食等证。

【煎服法】

水一茶杯半，煎至半茶杯，去滓温服。

【用药大意】

桃仁、芒硝、大黄以攻其少腹之急结；桂枝以散形成急结之外寒；炙草补中以固其根本。

【禁忌证】

1. 兼恶寒无汗之表证者，不可服。
2. 有口渴喜冷之内热证者，桂枝必不可用。

【类似方剂参考】

抵当汤：此治蓄血，偏于清热之方。

【历代用药经验择要】

1. 太阳病不解，热结膀胱，其人如狂，血自下，下者愈，其外不解者，尚未可攻，当先解其外，外解已，但少腹急结者，乃可攻之，宜本汤。（106）

按 "热结膀胱"，泛指下腹部。姜佐景认为蓄血证小便自利，小便利则膀胱无病，故"膀胱"二字不若"下焦"二字为妥。若在膀胱，当有小便不利。

"其人如狂"，成氏谓未至于狂，但不宁耳；陆氏云：如狂者，大脑官能病也，凡燥屎结血皆能影响大脑官能。

"急结"，任应秋谓拘急不舒，汤本求真谓指压之触知坚结物，病人诉急痛者是也。急结部位，我的经验是小腹、少腹都有，在小腹部者，更当分蓄水、蓄血。大抵蓄水证小便不利，蓄血证小便如常。

热结膀胱之血自下，与肠窒扶斯之肠出血不可混为一谈，后者用本方下咽立毙。本方治阳证实证，而后者体温骤降，心机能衰弱，脉象细微，为阴证虚证，须明辨之。

此方治昼日明了，暮则谵语之蓄血证有效。对缠绵不愈，诸药不效的牙疼，去桂枝加生地黄、牡丹皮有显著效果，但必须是在大便不利，和没有外证的情况下，方为确当。

淮按 蓄血证热象明显，或见弦脉者，柴胡易桂枝效果甚好。曾用本方治疗过宫外孕。若干血内结者，其效不佳。总括本方应用范围：
（1）少腹急结，其人如狂，小便自利的下焦蓄血证。
（2）月经不调，先期作痛，经水不行，癥瘕结聚。

（3）跌打损伤，内有瘀血停留。又治噎膈之积血者。

（4）产后恶露不下，腹中作痛，胎盘残留，出血不止，或子死腹中，或恶露不下，喘胀欲死。

（5）吐血势不可遏，为瘀热内盛者，并可治小便淋血。

（6）上部充血，如脑充血，齿龈充血性炎证，代偿性月经等。

2. 疗往来寒热，胸胁逆满。（《古今录验》）

3. 治下焦蓄血，漱水迷妄，小腹急痛，内外有热加生蒲黄。（《仁斋直指方》）

4. 妇人月事沉滞，数月不行，肌肉不减，本方加当归大剂料，不过三服立愈。（《儒门事亲》）

5. 吐血势不可遏，胸中气塞，上吐紫黑血；打扑内损，有瘀血者必用。（《证治大还》）

6. 龋蛀数年不愈，当作阳明蓄血治，本方为丸服之。（《张氏医通》）

7. 脑充血，精神异常兴奋，发狂，头痛，脑涨，眼结膜充血炎证，齿龈充血性炎证，妇人月经困难，月经不顺，胎盘残留之下血不止，胎死腹中，吐血，鼻衄，齿龈出血，痔肿出血，肛门周围炎。以下腹部急结，及少腹两侧有索状物，并有上冲与瘀血充血等证为标的。（《古方临床之运用》）

052

抵当汤

【药品】

水蛭 一至三钱　　虻虫（去足翅）一至三钱

桃仁（去皮尖）一至三钱　　大黄（酒洗）一至三钱

【方义】

此泻热逐瘀之峻方也。

【主治】

蓄血证，或发狂，或如狂，或消谷善饥，或喜忘，或屎虽硬，大便反易，其色黑，或身黄。但必须具有少腹硬满，小便自利及内热等证。

【煎服法】

水三茶杯，煎至半茶杯，去滓温服。

【用药大意】

水蛭、虻虫逐瘀破血，桃仁生新祛瘀，大黄荡涤邪热。

【禁忌证】

少腹硬满，小便不利者，不可服（此是水蓄而非血蓄）。

【类似方剂参考】

桃核承气汤：此治热结膀胱，兼有表寒蓄血之方。

【历代用药经验择要】

1. 太阳病，六七日，表证仍在，脉微而沉，反不结胸，其人发狂者，以热在下焦，少腹当鞕满，小便自利者，下血乃愈，所以然者，以太阳随经，瘀热在里故也，本汤主之。（124）

伤寒论113方 临床使用经验

按 本方比桃核承气汤的力量更峻，非病邪固结者不可轻用。本节所述的表证仍在，我的看法是不等于风寒在表，而是伤寒一类的证状，名为表证，其实并无表邪。因既没有当先解外的明文，又没治表邪的药品，不然，如何会像柯氏所云攻里而表自解呢？

2. 太阳病，身黄，脉沉结，少腹鞕，小便不利者，为无血也，小便自利，其人如狂者，血证谛也，本汤主之。（125）

按 本条是从小便之利与不利，辨别身黄是属于湿热、抑或瘀血。这是根据少腹硬一证体会来的。因少腹硬满有蓄水、蓄血之分，小便不利说明水湿不能排泄，湿热无由得去，是以发黄也。

"为无血也"以上一段是茵陈蒿汤、麻黄连轺赤小豆汤的共同证候，以下一段是桃核承气汤和抵当汤的共同证候，临床需分析体会之。

3. 阳明证，其人喜忘者，必有蓄血，所以然者，本有久瘀血，故令喜忘，屎虽鞕，大便反易，其色必黑者，宜本汤下之。（237）

按 本节说明瘀血证有喜忘，大便黑，和屎虽硬大便反易的现象，但不是一切喜忘和大便黑都属瘀血病，都需抵当汤治疗，当注意辨别。

根据"久瘀血"三字，说明抵当汤对于瘀血日久，诸药不效之证，是能胜任的。

4. 病人无表里证，发热七八日，虽脉浮数者，可下之，假令已下，脉数不解，合热则消谷善饥，至六七日不大便者，有瘀血，宜本汤。（257）

按 陆氏云：无表里证，发热七八日，脉浮数，何所见而可下？脉数，善饥，六七日不大便，何以知有瘀血？此条施治失据。此说非常正确，但我还有一看法：本节是瘀血证治的一种变局，与少阴篇中之三急下证、阳明篇中之麻桂汤证一样，如果不和前三节共同辨认，就无法断定为瘀血。因发热七八日，使用汗法、清法是容易理解的，攻下瘀血一法是易被忽略的，所以有必要提出来令人注意。

5. 妇人经水不利下，本汤主之。亦治男子膀胱满急有瘀血者。（《金匮要略·妇人杂病脉证并治》）

6. 若病人无表证，不发寒热，胸腹满痛，唇燥，但欲漱水不欲咽者，此为有瘀血，必发狂也。轻者犀角地黄汤，重者抵当汤。（《类证活人书》）

7. 本方为行瘀逐血的峻剂，药力猛于桃核承气汤，方中除桃仁大黄以外，更有水蛭、虻虫，可以直入血络，行瘀破结，如患者体不壮，必须慎用，如不得已而用时，可制小其剂或酌予调养气血，以防血下太猛而致暴脱之险。得下，即止后服，不必尽剂。本方应用范围：①妇人经水闭滞，腹中有癥瘕积聚。②妇人眼疾因血行不利者。③打扑损伤，瘀血凝滞，心腹胀满者。（《伤寒论译释》）

8. 生水蛭治妇人癥瘕良效。惟气血亏损者，宜补气血之药佐之。（《医学衷中参西录》）

9. 治瘀血者，凡有瘀血者二：少腹硬满，小便快利者一也，其人言我满者二也。急则以汤，缓则以丸。（《方极》）

10. 桃核承气主新瘀，抵当汤、丸主久瘀，久瘀非桃仁承气所能下。（《伤寒论今释》）

11. 瘀血一证，见于女子者多，男子患者甚鲜。某男子，少腹胀痛，小便清长，且目不识物，论证确为蓄血，而心窃疑之，投以桃核承气汤，服后片时，即下黑粪而病证如故，再投二剂，加重其量，病又依然。后以抵当汤下之，服后黑粪挟宿血齐下，更进一剂，腹胀平，痛亦安。盖尝因劳力负重，致血凝而结成蓄血证也。（《经方实验录》）

053

抵当丸

【药品】

水蛭 一至三钱　　虻虫（炒，去翅足）一至三钱

桃仁（去皮尖）一至三钱　　大黄（酒洗）一钱至二钱半

伤寒论113方 临床使用经验

【方义】

此泻热祛瘀较缓之方。

【主治】

蓄血证, 少腹满, 小便利。但必须是病势较轻, 或时间较久, 且兼有热证现象者。

【制服法】

上四味, 共为细末, 为蜜丸, 三钱重。每服一丸, 空心开水送下。

【用药大意】

水蛭、虻虫, 一飞一潜, 均为祛瘀的要药; 桃仁兼有生新的作用; 大黄兼有泻热的作用。

【禁忌证】

少腹满, 小便不利者, 为水蓄证, 不可用之。

【类似方剂参考】

抵当汤: 此泻热逐瘀之峻剂。

【历代用药经验择要】

1. 伤寒有热, 少腹满, 应小便不利, 今反利者, 为有血也。当下之, 不可余药, 宜本丸。(126)

准按 蓄血证深浅不同，治疗各异，如太阳病，脉不见沉结之象，其人如狂，少腹急结，是新瘀的表现，宜桃仁承气汤；如脉沉结，其人发狂，少腹硬满，是久瘀之象，非抵当汤之峻不足以攻之。本条用抵当丸，除用较为缓和之剂型外，水蛭、虻虫分量也较轻，故宜于抵当汤证而病情较缓和者。

2. 成、柯氏认为本条没有如狂或发狂的证状，但我们必须明确，邪热与血瘀结，多有神志方面的证状。桃核承气证较本证为浅，尚有如狂证状，本证有如狂亦是可想而知的。然使用抵当丸的主要关键，不在于狂之有无，而在于病势虽深而病情较缓方面。

本方应用范围：①治肝有死血。②治瘀血不利，发热作渴，心腹急满，或肚腹中作痛。③产后恶露不尽，凝结为块，可于再妊分娩后，用此方不过十日，其块尽消。（《伤寒论译释》）

伤寒论113方临床使用经验

054

大陷胸汤

【药品】

大黄一至三钱　芒硝一至二钱

甘遂（研细末）五分至一钱

【方义】

此治痰饮与邪热互结于胸膈部及腹部,系攻下之峻剂也。

【主治】

大结胸病,胸膈部及胸膈下部硬满而痛,拒按,甚者从心下至少腹手不可近。但必须具有痰饮邪热互结的实证现象,如脉沉滑有力,咳吐痰涎,大便秘结等。

> **按** 此证没有痰饮和胸膈满痛,便是承气汤证,没有邪热便是寒实结胸证。

【煎服法】

水二茶杯,先煎大黄至一茶杯,去滓,入芒硝溶化后,煮至半茶杯,再入甘遂末,温服。得快利,止后服。

【用药大意】

大黄、芒硝泻其燥热,甘遂逐其痰饮。

【禁忌证】

1. 脉浮大者,忌之。

2. 舌上白苔滑者,忌之。

3. 不兼痰饮证或不兼热证者,都不可用。

【类似方剂参考】

1. 大陷胸丸: 此治结胸证兼胸部证状之方。

2. 大承气汤: 此治心腹部胀满硬痛拒按, 无痰饮现象之方。

3. 白散: 此治寒实结胸之方。

4. 瓜蒂散: 此治痰热结于胸中, 宜于涌吐之方。

【历代用药经验择要】

1. 太阳病, 脉浮而动数……表未解也。医反下之, 动数变迟, 膈内拒痛, 胃中空虚, 客气动膈, 短气躁烦, 心中懊恼, 阳气内陷, 心下因鞕, 则为结胸, 本汤主之。(134)

按 本节说明:

(1)结胸是由误下, 邪热内陷形成。

(2)结胸的证状是心下硬痛拒按, 兼有脉迟, 气短, 烦躁, 心中懊恼等。

2. 伤寒六七日, 结胸热实, 脉沉而紧, 心下痛, 按之石鞕者, 本汤主之。(135)

按 本节说明:

(1)结胸也有不经误下形成者。

(2)结胸必然是实而兼热的证候。

"心下痛, 按之石鞕", 须辨别清楚, 除程度上体会外, 最好再从原因上体会, 因为气滞、食积都有类似的证候。

3. 伤寒十余日, 热结在里, 复往来寒热者, 与大柴胡汤, 但结胸, 无

大热者, 此为水结在胸胁也, 但头微汗出者, 本汤主之。(136)

按 "热结在里", 柯氏说不是指胃, 我认为正是指胃而言。"头汗出"是内热蒸发的表现。本节说明单纯水结在胸胁而无热邪, 为十枣汤类的适应证。若兼头汗出, 为水热互结之证, 系使用大陷胸汤目标之一。学者需在这些地方加以体会。

4. 太阳病, 重发汗而复下之, 不大便五六日, 舌上燥而渴, 日晡所小有潮热, 从心下至少腹鞕满而痛不可近者, 本汤主之。(137)

按 根据实践, 此证必兼痰饮或小便不利等水结现象, 使用此方方能有效, 否则, 便是大承气汤的适应证, 绝没有使用甘遂的必要。

5. 伤寒五六日, 呕而发热者, 柴胡汤证具, 而以他药下之, 柴胡证仍在者, 复与柴胡汤, 此虽已下之, 不为逆, 必蒸蒸而振, 却发热汗出而解。若心下满而鞕痛者, 此为结胸也, 本汤主之。但满而不痛者, 此为痞……(149)

按 "心下满而鞕痛"为结胸之主证, 但须与痞证加以鉴别。本节既说明了二证鉴别的关键, 也说明诊断任何一病, 必须把类似的证候集中在一起, 认真对比分析, 方能得出正确诊断, 片面看问题是会发生错误的。

6. 方比大承气更峻, 治水肿痢疾之初起甚捷, 然必视其人之壮实

　　　　　　　　　伤寒论113方 临床使用经验

者施之。如平素虚弱，或病后不任攻伐者，当念虚虚之祸。(《伤寒附翼》)

7. 此方为热实结胸之主药，其他胸痛剧者有特效。因留饮而肩背凝者有速效。小儿龟背可用此方，其轻者宜大陷胸丸。又小儿欲作龟胸，早用此方，则能收效。(《方函口诀》)

8. 利痰之药，当推甘遂为第一……然非其脉大实，不敢轻投。

以大陷胸汤中所用之甘遂，折为今之分量，一次所服者只一分五厘，而能导引大黄、芒硝直透结胸病之中坚，俾大黄、芒硝得施其药力于瞬息万顷。此乃以之为向导，少用即可成功，原无须乎多也。

甘遂之性，原宜作丸散，若入汤剂，下咽即吐出。是以大陷胸汤方必将药煎成，而后纳甘遂之末于其中也。

体虚者，可变通如下，即本方去甘遂，加葶苈子、赭石亦可奏效。(《医学衷中参西录》)

9. 余屡用此方治愈胸膈有湿痰，肠胃有热结之证，上下双解，辄收奇效。

太阳之传阳明也，上湿而下燥。燥热上熏，上膈津液悉化黏痰，承气汤能除下燥，不能去上膈之痰。故有按之不硬之结胸，惟大陷胸汤能彻上下而除之，原不定为误下后救逆之方也。

《医界春秋》记一医者病大结胸，服大承气，证不减而精神衰惫，奄奄欲毙。不得已用大陷胸汤，服后药力竟不下行，盘旋胸腹之间，一若寻病者然。逾时，忽下黑色如棉油者碗许，顿觉胸中豁朗，痛苦大减，四五剂后，饮食倍增，精神焕发。药后感觉亲身实验，胜空谈为依归者万卷也。（《经方实验录》）

10. 一大结胸证，气息已绝，按脉亦绝，惟足上太冲、太溪，其脉尚存，按其脘中石硬而板重，书大黄一两、芒硝、厚朴、枳实各三钱、莱菔子一两、瓜蒌皮一两，灌下后，下燥屎三十余枚愈。此大陷胸汤之活用，神而明之，竟能起九死于一生，为医者不当若是乎！（《诊余集》）

055

大陷胸丸

【药品】

大黄一至二钱

葶苈子(炒)一至二钱　芒硝一至二钱

杏仁(去皮尖炒黑)一至二钱　甘遂五分至一钱

【方义】

此治痰饮与邪热互结于胸膈上下,或连及胃肠,系攻下之缓剂也。

【主治】

大结胸病,胸膈上下胀痛拒按,或兼喘急。但必须具有痰热互结的现象,如喘不得卧,喜冷便燥等。

【制服法】

共研细末,炼蜜为丸,二钱半至三钱重。每服一丸,开水送下。

【用药大意】

葶苈子、杏仁、甘遂逐胸膈上下之痰饮,并治喘急;大黄、芒硝荡涤肠胃之燥热,兼消胸膈下部的胀痛。

【禁忌证】

1. 舌上白苔,或有表邪者,不可服。

2. 无痰饮、燥热者,也不可服。

【类似方剂参考】

1. 大陷胸汤:此是治大结胸病,偏于下部之方。

2. 瓜蒂散:此是治痰热在胸部,宜于涌吐之方。

3. 小青龙加石膏汤:此是治表寒之痰喘证,痰热在胸部,宜于表散之方。

【历代用药经验择要】

1. 病发于阳, 而反下之, 热入因作结胸, 病发于阴, 而反下之, 因作痞也。所以成结胸者, 以下之太早故也。结胸者, 项亦强, 如柔痉状, 下之则和, 宜本丸。(131)

按 此项强不是太阳证, 而是由胸中邪气紧实所致。项形态常昂, 表面看好似项强, 实际多不自觉。即便感觉有些不正常, 也和太阳证项强轻重悬殊。

本节取缓下法, 因邪结在胸膈以上与结在胸膈以下不同, 汤药攻下力量较速, 不取其速者, 恐遗留高处之邪也。但邪在胸膈以下, 兼有喘息者也可用之。

2. 虚弱家不耐大陷胸汤, 即以大陷胸丸下之。(《伤寒总病论》)

3. 治水肿、肠澼初起, 形气俱实者。(《医宗金鉴》)

4. 泻下之力颇峻, 然至如毒聚胸背, 喘鸣咳嗽, 项背俱痛者。又治痰饮疝症, 心胸痞塞结痛, 痛连项背臂膊者。(《类聚方广义》)

056

小陷胸汤

【药品】

瓜蒌实三至五钱

黄连一至二钱　半夏一至三钱

【方义】

此治小结胸证,系清热、降痰、开胸膈之方。

【主治】

小结胸病,心下部胃脘胀满,按之则痛,脉浮滑。但必须具有口苦,痰饮,热痰互结现象。

【煎服法】

水二茶杯半,先煎瓜蒌至一茶杯半,去滓,入黄连、半夏,煎至半茶杯,去滓温服。

【用药大意】

黄连清内热,半夏去痰饮,瓜蒌开胸膈。

【禁忌证】

1. 心下满痛,喜按之虚证者,不可服。

2. 没有热痰现象,或属寒证者,不可服。

【类似方剂参考】

1. 大黄黄连泻心汤:此治心下痞满不痛,且无痰饮之方。

2. 半夏泻心汤:此治心下痞满不痛,寒热夹杂,虚而有痰之方。

【历代用药经验择要】

1. 小结胸病,正在心下,按之则痛,脉浮滑者,本汤主之。(138)

按 小结胸证,比大结胸证病势较轻,其痛部位,正在胃口,并不涉及其他部分,疼痛程度轻,虽有拒按,但不按则不痛是其特点也。大小结胸都是水火互结在胸膈部的证候,水包括痰饮,火包括一切热邪而言。大小陷胸汤、丸,正是根据各种不同情况制定出的不同治法,我们应从这些地方体会其辨证施治的方法。

2. 治胃炎之多黏液者。小结胸与痞,俱是胃炎,其证极相似,但小结胸多黏液也。(《伤寒论今释》)

3. 本方加枳实、栀子治火动有痰,嘈杂。(《证治大还》)

4. 治咳嗽面赤,胸腹胁常热,惟手足乍有凉时,其脉洪者,热痰在膈上也。(《张氏医通》)

5. 大小结胸的鉴别点,如果仅以结胸部位来分,似尚不够全面……其主要不同点,当在大结胸为石硬而痛不可近,小结胸为按之则痛,再参合其他脉证,庶几可以不致混淆。(《伤寒论译释》)

6. 此证若但痰饮痞结于心下,而脉无滑热之象者,可治以荡胸汤(瓜蒌仁、生赭石、苏子、芒硝)。(《医学衷中参西录》)

7. 小结胸与痞,其证极相似,按之则痛,不欲近手者,小结胸也。按之则痛,虽痛其人反觉小安,欲得按者,痞也。(《伤寒论集成》)

8. 治食积痰壅滞而喘急。(《丹溪心法》)

伤寒论113方 临床使用经验

057

十枣汤

【药品】

芫花　甘遂　大戟各等分

【方义】

此寒性逐水饮之峻剂也。

【主治】

胸胁腹部积水停饮，其证心下痞硬满，呼吸咳唾引胁下痛，干呕短气。但必须体壮，脉实，没有寒证、表证现象者。

【煎服法】

共研细末，每服三分至五分，用大枣十枚，煎水送下，得快下利后，糜粥自养。下少病不除者，隔日再服之。

【用药大意】

芫花、大戟、甘遂辛苦寒毒，功能逐水；大枣甘平补中，以防剧药伤及脾胃也。

【禁忌证】

1. 有恶寒无汗之表证者，忌之。

2. 身体衰弱者，忌之。

3. 饮食喜温恶冷者，忌之。

【类似方剂参考】

1. 小青龙汤：此治水饮兼表证之方。

2. 真武汤：此治阳虚水气不化之方。

3. 五苓散：此温性利水、散寒之方。

4. 猪苓汤：此育阴、利水、清热之方。

【历代用药经验择要】

1. 太阳中风，下利呕逆，表解者乃可攻之，其人漐漐汗出，发作有
   时，头痛，心下痞鞕满，引胁下痛，干呕短气，汗出不恶寒者，此
   表解里未和也，本汤主之。（152）

按 下利之"下"字，有作不字解者，大意谓下利多属阳虚，不适
   于寒性逐水剂，此说可作参考。因积水较甚者，有时也有大便
   稀水的现象。

"汗出，头痛，心下痞鞕满，引胁下痛，干呕短气"，皆为饮
邪上下攻窜、内外泛溢之证。其中汗出一证，须和太阳中风之汗
出相区别：太阳中风之汗出，是时时自汗，且有恶寒；饮邪之汗
出，是饮邪外走皮肤，与正气相争，所以发作有时，且不恶寒。

本方系驱逐水饮之寒性峻剂，本证小便必不多，且兼有喜冷性饮
食的现象，否则，宜温中回阳，以胜水邪。

2. 病悬饮者，本汤主之；咳家，其脉弦，为有水，本汤主之；夫有支
   饮家，咳烦胸中痛者，不卒死，至一百日，或一岁，宜本汤。（《金
   匮要略·痰饮咳嗽病脉证并治》）

按 悬饮、支饮皆因水流胁下，致咳唾引痛。相当于今之渗出性胸
   膜炎、支气管扩张等。

3. 胸胁之病多系柴胡证……胁下水道瘀塞，即病悬饮内痛而为十

枣汤证；胸中水痰阻滞，上湿而下燥不和，则为大陷胸汤证；若胸中但有微薄水气，则宜小柴胡汤以汗之；胁下水气既除，转生燥热，则宜大柴胡汤以下之。

方书谓支饮之脉多沉弦，或单弦。临床经验滑脉较多，弦脉则次之，沉则又次之。（《经方实验录》）

4. 治久病饮癖停痰，及胁满支饮，辄引胁下痛。（《圣济总录》）

5. 胸下痛，干呕短气，或咳烦，水气浮肿，上气喘急，大小便不利者，此方之目的也。（《方函口诀》）

6. 用本方以心下痞硬满之腹证，弦或沉弦之脉为主证；频发咳嗽，或牵引痛为副证。咳嗽之原因，不问其在支气管，抑在胸膜心脏，神经痛不问其在肋间，抑在四肢，本方悉主之。（《皇汉医学》）

7. 芫花大戟亦是全身性逐水药，峻烈亚于甘遂。余用十枣汤，甘遂一钱，芫花大戟各钱半，共研末，分三服，得快利，则止后服。（《伤寒论今释》）

8. 治水气四肢浮肿，上气喘急，大小便不利。（《丹溪心法》）

058

白散

【药品】

桔梗　川贝母　巴豆各等分

【方义】

此开肺, 祛痰, 排脓, 破结, 温下之方。

【主治】

寒实结胸, 或急性喉炎, 或肺痈等病。胸部、喉间、心下闭塞不舒, 痰涎壅积, 呼吸困难。但必须没有热证现象, 而脉象有力, 或大便秘者, 方可试用。

【制服法】

先将巴豆去皮, 炒黑去油, 合二药研为细末。体壮者每次服一至五分, 弱者酌减, 米汤送下。不吐不泄者, 可饮热汤; 吐或泄甚者, 饮冷开水即止。

【用药大意】

桔梗排脓祛痰, 贝母除痰解结, 是治胸腔疾患之要药; 巴豆辛热, 破胸腹中之坚结, 合之为治寒实结胸之良方也。

【禁忌证】

1. 脉虚者, 喜冷者, 不可服。

2. 大便利者, 不可服。

【类似方剂参考】

瓜蒂散: 此治胸部或心下痞满有痰, 应用吐法治疗之方。

【历代用药经验择要】

1. 寒实结胸, 无热证者……可服。(141)

按 本节对寒实结胸的具体证状过于简略,使用时应从方中的药效上加以体会。

2. 治咳而胸满,振寒脉数,咽干不渴,时出浊唾腥臭,久久吐脓如米粥者,为肺痈。服后下多不止,饮冷水一杯则定。(《外台秘要》)

3. 不特治肺痈,亦治幽门痈,胃痈,及胸膈中有顽痰,为胸背挛痛者,咳家胶痰缠绕,咽喉不利,气息有臭气者,皆效。卒中风,马脾风(小儿白喉),痰潮息迫,牙关紧闭,药汁不入者,取一字吹鼻中,则吐痰涎,咽喉立通。(《类聚方广义》)

4. 日医用治喉痹,或肺痈,胸咽闭塞,呼吸困难,手足微冷,烦闷者。(《伤寒论今释》)

5. 一人素多痰饮,外出受凉,呼之不应,有似昏睡,痰声漉漉,张目不能言,自以手摩胸际,呼吸窒碍,四肢冰冷,脉沉细欲无……以巴豆霜一分五厘灌之,好转,继以汤药调理而愈。(《医学衷中参西录》)

6. 夏令多饮寒水,心下及少腹痛,诸药不效者,皆能胜之。(《伤寒发微》)

7. ①肺痈浊唾吐脓者。②治白喉,喉头白腐呼吸困难者。③凡患冷痰肺喘,或痫证,独狂乱一服如神。④若寒痰阻闭,喘急胸高,用三白吐之。(《伤寒论译释》)

059

麻子仁丸

【药品】

麻仁一至二两　生杭芍五钱至一两

大黄二至五钱　厚朴二至五钱

枳实二至五钱　杏仁五钱至一两(去皮尖)

【方义】

此润燥、泄热、缓通大便之方。

【主治】

大便燥结,小便频数,腹稍胀满,拒按,余热未尽。但没有谵语、神昏等热盛之表现。

【制服法】

上六味共为细末,炼蜜为丸,每丸二钱半至三钱重。每服一丸,开水送下,早晚各服一次。

【用药大意】

麻仁、杏仁润燥;枳实、厚朴导滞消胀;大黄通便泄热;芍药和肝,以疏通血脉。

【禁忌证】

大病后腹不拒按者,脉虚数者,不可用(此证宜滋阴润燥,枳实、厚朴、大黄绝不可用)。

【类似方剂参考】

1. 当归肉苁蓉汤:此治血液不足,腹不拒按,大便燥结之方。
2. 增液汤:此治热病后津液不足,腹不拒按,脉象虚数,大便燥结之方。

【历代用药经验择要】

1. 趺阳脉浮而涩,浮则胃气强,涩则小便数,浮涩相抟,大便则鞕,
   其脾为约,本方主之。(247)

   按 脾约是脾虚不能为胃行其津液,水津不能濡润大肠,故见小
   便数,大便硬。本方虽具有滋燥润肠、缓泻的作用,但仍具
   破气攻下之力,故老人、久病,津枯血燥,内无邪热之便
   秘,还当慎用。

2. 治平日大便秘者。(《方极》)

3. 宜痔病。(《类聚方集览》)

4. 本方虽和缓,究属攻破之剂,尝见有误用致死者。老人血液枯
   燥而便秘者,得大剂肉苁蓉辄通利。若用本方,虽取快一时,不
   旋踵而秘结益甚,不可不知。(《伤寒论今释》)

060

蜜煎导法

【药品】

蜂蜜四钱

【方义】

此外用通便之方。

按 现在用灌肠法，此方已少用，无灌肠设备者，也可使用。

【主治】

大便燥结，急欲大便不得下。

【制用法】

将蜂蜜用砂锅煎如饴状，稍冷（不可过冷，过冷则硬），捏作锭，头锐，大如指，长二寸许，纳谷道中，移时粪便即能便出。

【用药大意】

蜂蜜润燥，故用于大便燥结。

【禁忌证】

没有急欲大便而不得下的现象，不必用。

【类似方剂参考】

1. 大承气汤：此治阳明燥热过甚，内服通便方。
2. 麻仁丸：此润燥通便之方。
3. 猪胆汁导法：此通大便的外治方，有热证者为宜。

【历代用药经验择要】

阳明病，自汗出，若发汗，小便自利者，此为津液内竭，虽鞭不可攻之，当须自欲大便，宜蜜煎导而通之。(233)

按 津液枯竭，大便燥结至直肠而难于排出者宜用。患者多为极欲大便而苦于不能自下，并无其他内热证。

061

猪胆汁导法

【药品】

猪胆一枚

【方义】

此清热润燥，外用通便之方。

【主治】

欲大便而不得出，有热证现象者。

【用法】

在猪胆内加醋少许，用笔管一端插入肛门，一端插入胆囊内，用棉线扎紧，不让胆汁外渗，用手捏之，使胆汁全部灌入肠中，十数分钟即能便下。

【用药大意】

猪胆汁有清热利便之作用。

【禁忌证】

本方并无禁忌证，无论热病后、产后均可使用，有热象者更宜。

【类似方剂参考】

蜜煎导法：此是润大便外治法，热证少者用之较宜。

【历代用药经验择要】

阳明病，自汗出，若发汗，小便自利者，此为津液内竭，虽鞕不可攻之，当须自欲大便，宜蜜煎导而通之，若土瓜根（此地无，故不采用）及大猪胆汁，皆可为导。(233)

062

半夏泻心汤

【药品】

半夏一至三钱　黄芩一钱至钱半　干姜一钱至钱半

炙草五分至一钱　人参一钱至钱半

黄连五分至一钱　大枣一至二枚

　伤寒论113方 临床使用经验

【方义】

此调理肠胃寒热，兼补虚之方。

【主治】

伤寒误治后，或没有误治的"心下痞满，呕吐，下利"。但必须具有口苦，心烦，胃肠部不拒按，脉象无力，或服温补药无效等寒、热、虚夹杂的证候。

【加减法】

呕甚者，可多用半夏；泻甚者，可多用干姜、人参、大枣、炙甘草；痞甚有热者，可多用黄芩、黄连。

【煎服法】

水三茶杯，煎至半茶杯，去滓温服。

按 旧日有去滓重煎之说，试之效果没有显著差别，故废之。

【用药大意】

黄芩、黄连、干姜调肠胃之寒热，以解寒热互结之痞满，合半夏并能止呕；人参、大枣、炙甘草以补肠胃因误下形成之虚，合干姜尤能止利。

【禁忌证】

凡没有寒、热、虚夹杂证状的痞满、吐、利，都不可用。

【类似方剂参考】

1. 桂枝人参汤: 此治虚寒痞证之方。

2. 生姜泻心汤: 此治寒热不调之虚痞证, 偏于呕吐之方。

3. 甘草泻心汤: 此治寒热不调之虚痞证, 偏于下利之方。

4. 大黄黄连泻心汤: 此治实热痞证之方。

【历代用药经验择要】

1. 伤寒五六日, 呕而发热者, 柴胡汤证具, 而以他药下之, 柴胡证仍在者, 复与柴胡汤, 此虽已下之, 不为逆, 必蒸蒸而振, 却发热汗出而解。若心下满而鞕痛者, 此为结胸也, 大陷胸汤主之。但满而不痛者, 此为痞, 柴胡不中与之, 宜本汤。(149)

按 这种痞证, 绝没有拒按现象, 也没有疼痛、发热的证状。兼口苦、呕吐、下利证, 才是本汤的适应证。

曾治一患者, 产后呕吐下利, 手足冷, 口苦, 没有心下痞, 服温补药不效, 投以本方即愈。可见本方系调理肠胃寒热之主方, 即胃热肠寒, 或胃寒肠热之主方。

2. 呕而肠鸣, 心下痞者, 本汤主之。(《金匮要略·呕吐哕下利病脉证治》)

按 本节说明, 呕和肠鸣二证是本方主治证, 并体会到下利也应该是本方范围内的证状。

3. 元坚云:"半夏泻心是饮胜者也,生姜泻心是寒胜者也,甘草泻心是虚胜者也。"证候既大致仿佛,何从辨其是饮? 是寒? 是虚? 后经穷思默索,方知半夏泻心以水饮为主证,生姜泻心以呕吐为主证,甘草泻心以下利为主证。(《经方实验录》)

4. 以心下痞,恶心,呕吐,食欲不进,胃内停水,触之胃部有抵抗增加,或伴有肠鸣下利,舌有白苔为标的。(《古方临床之运用》)

063

生姜
泻心汤

【药品】

生姜二至三钱　人参一钱至钱半　炙草一至二钱

黄芩一钱至钱半　半夏五分至一钱　干姜一钱

黄连五分至一钱　大枣一至二枚

【方义】

此调理肠胃寒热，兼补虚之方。用于治心下痞，但重点偏于止呕
方面。

【主治】

误汗后肠胃寒热不调，心下痞满，呕吐重于下利，或干噫食臭，
或胁下有水气，或腹中雷鸣。但必须具有口苦，心烦，肠胃部不
拒按，脉虚，或服温补药不效等寒、热、虚三方面夹杂的证候。

【煎服法】

水三茶杯，煎至半茶杯，去滓温服。

【用药大意】

生姜、半夏以止呕吐，并治干噫食臭、胁下有水气之证；干姜之
温，黄芩、黄连之寒，以解寒热互结之痞满；人参、大枣、炙草以
补肠胃之虚，合干姜并能止利。

【禁忌证】

没有寒、热、虚夹杂之证者，不可用。

【类似方剂参考】

1. 桂枝人参汤：治虚寒痞证之方。

2. 大黄黄连泻心汤：治实热痞证之方。

3. 半夏泻心汤：治寒热不调，心下痞满，呕吐下利并重之方。

4. 甘草泻心汤：治寒热不调，心下痞硬，偏重下利之方。

【历代用药经验择要】

伤寒汗出解之后，胃中不和，心下痞鞕，干噫食臭，胁下有水气，腹中雷鸣下利者，本汤主之。（157）

按 本节并未提出呕吐，但实践中呕吐相当多见。

此证是因胃机能衰弱，不能消化食物所致。胃中除发酵现象外，并没有过量之饮食，所以仅心下痞硬，并不拒按，与伤食证完全不同，所以不需要加消导之品。

应用本方着眼点，除本条所述外，应着重于上热下寒的寒热不调方面。临床上往往表现有用凉药则上热轻而下寒重，用热药则下寒轻而上热重的现象。这一点，生姜、半夏、甘草三泻心汤是一致的。

腹中雷鸣为水分不吸收的现象，陆氏所谓胃扩张、胃肠炎也。

064

甘草
泻心汤

【药品】

炙甘草二至三钱　黄芩一钱至钱半

干姜一至二钱　半夏一钱至钱半

黄连五分　大枣二至四枚

按：根据各家注释并结合实践，本方应加人参一钱至二钱半。

【方义】

此补虚兼调理肠胃寒热之方。治心下痞，但重点偏于止泻方面。

【主治】

屡经误下，心下痞硬，下利重于呕吐。但必须具有口苦、心烦、胃肠部不拒按、脉弱或单服温补药不效等寒、热、虚夹杂现象。

【煎服法】

用水三茶杯，煎至半茶杯，去滓温服。

【用药大意】

炙甘草、人参、大枣以补肠胃屡下之虚，合干姜并能止利，合半夏又可止呕；黄芩、黄连、干姜寒热并用，以解寒热互结之痞。

【禁忌证】

没有寒、热、虚三方面夹杂之证者，忌之。

【类似方剂参考】

1. 桂枝人参汤：此治虚寒痞证之方。

2. 大黄黄连泻心汤：此治实热痞证之方。

3. 半夏泻心汤：此治寒热不调痞证，呕吐下利并重之方。

4. 生姜泻心汤：此治寒热不调痞证，偏重呕吐之方。

【历代用药经验择要】

1. 伤寒中风，医反下之，其人下利日数十行，谷不化，腹中雷鸣，心

伤寒论113方 临床使用经验

下痞鞕而满，干呕心烦不得安，医见心下痞，谓病不尽，复下之，其痞益甚，此非结热，但以胃中虚，客气上逆，故使鞕也，本汤主之。(158)

🔴 **按** 本节所述的"谷不化"，从现象上看，与下利清谷没有多大的差别。其区别点，后者寒证多而虚证少，此证则以虚证为主，兼寒热不调。

🔲 **又** 本方比半夏泻心汤仅多甘草三分之一，旧本没有人参，根据各家学说与实践，应该有人参，否则不会取效，因为本证和半夏、生姜泻心汤证一样，都是由于胃肠机能衰弱形成的。

2. 狐惑之为病，状如伤寒，默默欲眠，目不得闭，卧起不安，蚀于喉为惑，蚀于阴为狐。不欲饮食，恶闻食臭，其面目乍赤乍黑乍白，蚀于上部则声嘎，本汤主之。(《金匮要略·百合狐惑阴阳毒病脉证治》)

🔴 **按** 狐惑一证，曹氏认为是梅毒；陆氏认为是急性热病；《医宗金鉴》认为是牙疳、下疳；唐氏认为"惑"是蜮字传写之误，肯定是虫证。我根据病名证状和方药综合体会，还是虫证比较正确。治疗上，赵献可认为甘草泻心汤不特使中气运而湿热自化，亦苦辛杂用，足胜杀虫之任。唐容川认为乌梅丸用姜连是治虫妙剂，则知泻心汤必能治虫，亲见狐惑证胸腹痞满者，投此立效。我认为狐惑证用本方，应该具备虚而寒热不调的证状才会有效。

065

附子
泻心汤

【药品】

大黄一至二钱（酒浸）　炒黄连一钱

黄芩一至二钱　附子二钱（另煎）

【方义】

此泻胃热,补肾阳,治痞证兼阳虚之方。系寒热并用的又一种方法。

【主治】

心下痞硬,兼恶寒汗出之证。但必须具有口苦,或心烦,或大便不利,或胃部觉热,或喜冷性饮食而不能食,更必须具有阳虚的病史,且没有头痛、发热、脉浮之表证者。

【煎服法】

三黄用开水半茶杯,浸一刻钟,去滓取液。同时用水二茶杯煎附子至半茶杯,去滓取液。将二液和匀,分二次温服。

【用药大意】

三黄泻胃热,以治热痞;附子温肾阳,以治恶寒汗出。

【禁忌证】

1. 呈恶寒无汗之表寒证者,不可服。

2. 呈恶寒有汗脉浮之桂枝证者,也不可服。

3. 没有恶寒、汗出之阳虚证,或口苦、喜冷的内热证,更不可服。

【类似方剂参考】

1. 大黄黄连泻心汤:此治热痞之方。

2. 桂枝汤:此治热痞,兼有表证,先解表之方。

【历代用药经验择要】

1. 心下痞,而复恶寒汗出者,本汤主之。(155)

按 本节的证状和大黄黄连泻心汤164条的证状，从字面上看最易误认。应该从身热的微盛，脉象的浮沉虚实，平时体质的偏寒偏热，及病变的经过情况等方面予以辨别。

2. 治身热而烦躁不宁，大小便自利，其脉浮洪而无力，按之全无者。（《此事难知》）

3. 治寒热不和胁下痞结。（《张氏医通》）

4. 老人停食瞀闷，晕倒不省人事，心下满，四肢厥冷，面无血色，额上冷汗，脉伏如绝，其状仿佛中风，谓之食郁食厥。宜附子泻心汤。（《类聚方广义》）

5. 一学生，胸满上身热而汗出，腰以下恶风，时夏季六月，以被围绕，舌苔淡黄，脉弦，与本汤二剂，疾若失。（《遁园医案》）

6. 治泻心汤证而但欲寐甚者。手足微冷等证亦宜此方。（方与輗）

7. 此方原有变通之法，即用黄芪以代附子也。用黄芪以补助其胸中大气，则外卫之气固而汗可不出，即外卫之阳亦因之壮旺而不畏寒矣。（《医学衷中参西录》）

8. 此证邪热有余而正阳不足，设治邪而遗正，则恶寒益甚；或补阳而遗热，则痞满愈增。方寒热补泻，并投互治……寒热异其气，生熟异其性，药虽同行而功则各奏。（《伤寒贯珠集》）

　　　　　　　　　　伤寒论113方 临床使用经验

066

大黄黄连泻心汤

【药品】

大黄一至二钱　黄连一钱

按：有人根据附子泻心汤的组成，认为本方应该有黄芩，
　　此说似颇有理，但我认为应该根据证候需要以决定之。

【方义】

此泻火清热,治热痞之方。

【主治】

心下痞满,按之硬,或按之软而大便不利。但必须具有口苦,心烦,或喜冷性饮食,或自觉内部有发热现象。

【煎服法】

用开水一茶杯,浸一刻钟或半小时,去滓温服。

按 浸的时间长短,决定于病位的上下,及病势的轻重。若病的部位在上,其势较轻者,浸的时间少些;反之,浸的时间多些。这是因为清轻上浮,重浊下沉之故也。

【用药大意】

二药苦寒,都具泻火、消痞之作用。

【禁忌证】

1. 兼有恶寒者,不可服(恶寒有属表证者,有属阳虚者,皆不可使用苦寒之剂)。

2. 喜热饮食者,不可服(此系寒证,更没有以寒治寒的道理)。

【类似方剂参考】

小承气汤:此治实证腹胀满之方,与心下痞满,有高下之殊。

【历代用药经验择要】

1. 心下痞，按之濡，其脉关上浮者，本汤主之。（154）

按 柯氏云：濡作硬，濡下当有大便硬，按之濡为气痞，则不当下。

本方是苦寒攻下，治胃有热，或胃发炎之方。本条所列证状，从表面看，似乎没有使用本方的必要。柯氏反复辩论正是为了防止误用，所举大便硬，不恶寒，反恶热等证，虽不必定如所云，但说明内有需攻下之热证是肯定的。这些地方正是需要细心体会的。

2. 伤寒大下后，复发汗，心下痞，恶寒者，表未解也，不可攻痞，当先解表，表解乃可攻痞，解表宜桂枝汤，攻痞宜本汤。（164）

按 此系表寒里热证，用桂枝汤是否会犯桂枝下咽，阳盛即毙之戒？我认为此证治疗，不必先表后里，当同治为宜。即使情况特殊非分治不可时，也可以其他解表药代之，不必非用桂枝汤。

误下后邪热内陷，因胃中无水饮，所以仅觉心下痞满不畅，按之软濡不硬，与结胸证、十枣汤证自是不同。

本证之痞属实，胃部有膨满之自觉证，虽胀满软弱，但腹壁深按并不濡。否则属虚证，当禁忌泻下。

3. 加黄芩治实热吐血、衄血。（《金匮要略·惊悸吐衄下血胸满瘀血病脉证治》）

4. 疗黄疸，身体面目皆黄。加黄芩各等分作散剂，亦可为丸服。
（《外台秘要》）

5. 治三焦积热。上焦有热，攻冲眼目赤肿，头项肿痛，口舌生疮；中焦有热，心膈烦躁，不美饮食；下焦有热，小便赤涩，大便秘结。五脏俱热，即生疽疖疮痍……粪门肿痛，或下鲜血。（《太平惠民和剂局方》）

6. 噤口痢……有积秽太多，恶气熏蒸者，本汤加木香。
（《张氏医通》）

7. 衄血诸药不效者，本方加黄芩、黑芥穗治之。（《先哲医话》）

8. 用于高血压，脑充血，脑出血，咯血，吐血，衄血，充血性结膜炎，癫痫，急性胃炎，妇人更年期逆上证、面红耳赤之升火感等。
（《古方临床之运用》）

9. 心脏收缩强盛，血压亢进，上半身充血，故令吐衄。用芩连者，即治心气不定，可抑制心脏之过度张缩，且平上半身之充血。大黄亢进肠蠕动，引起下腹部充血，以诱导方法，协助芩连平上半身充血。（《伤寒论今释》）

10. **淮按**　以上各证，必须具有口苦、喜冷、便秘、脉实等实热证候，方才适当。

067

黄连汤

【药品】

黄连一钱至钱半　炙草五分至一钱

干姜一钱至钱半　桂枝一钱至钱半

人参五分至一钱　半夏一钱至钱半　大枣一至二枚

【方义】

此调理上热下寒, 兼补虚之方。

【主治】

腹痛呕吐。但必须具有口苦, 不能食冷性饮食, 腹部喜按, 脉象沉迟无力等证状。

【煎服法】

水三茶杯, 煎至半茶杯, 频频服下, 以防吐出药液。

【用药大意】

黄连、桂枝、干姜调寒热以止腹痛; 半夏降逆以止呕; 人参、大枣、甘草和中以补虚。

【加减法】

1. 腹痛重者, 加生杭芍最效。
2. 兼下利者, 倍干姜。
3. 呕吐者, 加生姜。

【禁忌证】

凡腹痛、呕吐, 口不苦者, 或喜冷性饮食者, 或脉滑数者, 或腹部拒按者, 均不可使用本方(口不苦是上焦无热, 喜冷性饮食系胃中不寒, 脉滑数不是虚寒, 腹部拒按是腹痛的实证)。

【类似方剂参考】

1. 桂枝加芍药汤: 此治寒证腹痛不拒按之方。

2. 桂枝加大黄汤: 此治寒证腹痛拒按之方。

3. 小柴胡汤去黄芩加芍药: 此治寒热往来兼呕吐腹痛之方。

4. 大承气汤: 此治实热腹痛拒按之方。

5. 理中汤: 此治虚寒腹痛不拒按之方。

【历代用药经验择要】

1. 伤寒胸中有热,胃中有邪气,腹中痛,欲呕吐者,本汤主之。(173)

按 此是调和下寒上热之方，也就是治腹痛呕吐，寒证多热证少，兼中气不足之方。一般腹痛呕吐是不适用的，着眼点是胃部虚寒，其诊断要点是腹不拒按，没有喜冷喜饮的现象，手足厥冷，脉象沉迟无力，发病之先或有吃生冷过度的情况。除此之外，必然有口苦，或单服热药不效的病史。

淮按 本方与半夏泻心汤仅黄芩桂枝之异，以药测证，半夏泻心汤证无腹痛，即有亦轻，而以痞满为主; 本汤则以腹痛为主。半夏泻心汤证之寒热不调为热多寒少，黄连汤证为寒多热少。至于寒热多少之界线，我认为本证以胃虚寒为主，伴有口苦之热象，半夏泻心汤证则以胃虚热为主。

2. 治霍乱疝瘕, 攻心腹痛, 发热上逆, 心悸欲呕吐, 及妇人血气痛, 呕而心烦, 发热头痛者。(《类聚方广义》)

3. 运用于胃肠型流感, 消化不良性胃炎, 急性胃肠炎, 胃酸过多证。(《古方临床之运用》)

068

黄连
阿胶汤

【药品】

黄连一至二钱　黄芩一至二钱　生杭芍二至三钱

鸡子黄一至二枚　阿胶一至二钱

伤寒论113方 临床使用经验

【方义】

此滋阴泻火、养血安眠之方。

【主治】

心烦不得眠卧。但必须具有口苦，喜冷的火证现象，及脉来虚数之阴虚、血虚现象。

【煎服法】

水三茶杯，先煎黄芩、黄连、白芍三味，煎至一杯时，去滓，入阿胶溶化后，约多半茶杯，稍冷，入鸡子黄温服。

【用药大意】

黄连、黄芩以泻心火；阿胶、鸡子黄以养心血；芍药以滋阴养血。阴血既足，火邪不扰，心神得安，睡眠自能如常。

【禁忌证】

不兼口苦、喜冷，脉不细数的失眠证，忌之（恐芩、连苦燥，伤阴败胃也）。

【类似方剂参考】

栀子豉汤：此治虚烦不眠之方。

【历代用药经验择要】

1. 少阴病，得之二三日以上，心中烦，不得卧，本汤主之。(303)

按 根据实践，这种证候多发生在热性病的恢复期，脉象不足之中必然有数而有力或其他热证现象，尤重在心烦一证。如果单纯是虚证，或兼热少的不得眠，酸枣仁汤、朱砂安神丸即可治之，绝没有芩连并用的必要。

2. 此少阴之泻心汤也。凡泻心必藉芩连，而导引有阴阳之别。病在三阳，胃中不和而心下痞硬者，虚则加参、甘补之，实则加大黄下之。病在少阴而心中烦不得卧者，既不得用参、甘以助阳，亦不得用大黄以伤胃。用黄连以直折心火，佐芍药以收敛神明，所以扶阴而益阳也。然以但欲寐之病情，而至于不得卧；以微细之病脉，而反见心烦，非得气血之属以交合心肾，甘平之味以滋阴和阳，不能使水升而火降。阴火不归其部，则少阴之热不除……与之相溶而成胶，用以配鸡子之黄，合芩、连、芍药，是降火归原之剂矣。经曰：火位之下，阴精承之。阴平阳秘，精神乃治。斯方之谓与。（《伤寒附翼》）

3. 治热伤阴血便红。（《张氏医通》）

4. 治温毒下利脓血，少阴烦躁不得卧。（《医宗必读》）

5. 治久痢，腹中热痛，心中烦而不得眠。或便脓血者。（《类聚方广义》）

6. 淋沥证，小便如热汤，茎中焮痛而血多者，黄连阿胶汤奇效。（《榕堂疗指示录》）

7. 治病陷阴分，上热犹不去，心烦或虚躁者。故治吐血咳血，心烦不眠，五心热，渐渐肉脱者。凡诸病人，热气浸淫于血分为诸证者，毒利腹痛，脓血不止，口舌干者皆有验。（《方函口诀》）

8. 本证心烦不得寐，与栀子豉汤证的虚烦不得眠不同，栀子豉汤证，为余热扰于胸膈，而肾水不虚，其舌苔多见黄白，并有反复颠倒，心中懊恼，胸中窒，心中结痛等见证；黄连阿胶汤证，为阴虚阳亢，其舌质必是红绛，而且干燥乏津，并无热扰胸膈的见证。所以一则宜宣郁清热，一则宜滋阴降火。（《伤寒论译释》）

069

黄芩汤

【药品】

黄芩 二至三钱　甘草 一至二钱

生杭芍 三至五钱　大枣 二至四枚

　　　　　　　　　　　伤寒论113方 临床使用经验

【方义】

此清热燥湿，止痛止利之方。

【主治】

泄泻或痢疾。但必须具有口苦、喜冷等热证现象。

【加减法】

兼呕者，加半夏、生姜（即黄芩加半夏生姜汤）。

【煎服法】

水三茶杯，煎至半茶杯，去滓温服。

【用药大意】

黄芩苦寒，清热燥湿以止泻痢；芍药逐血痹以治腹痛；甘草、大枣和中缓急，兼理肠胃之虚。

【禁忌证】

一切喜热性饮食的寒证泻痢，绝对禁用。

【类似方剂参考】

1. 葛根芩连汤：此治兼有表证之热性泄泻、下痢之方。
2. 仓廪汤：此治兼有太阳、少阳表证之下利之方。

【历代用药经验择要】

1. 太阳与少阳合病，自下利者，与本汤。（172）

按 （1）本条没有太阳少阳的具体证状，因此太阳少阳合病的名称在本条没有存在的价值，应该取消。

（2）本节的自下利，多数是便脓血的痢疾，少数是便稀粪者。

（3）呕吐下利属于寒性、热性之辨别，除平素喜冷、喜热和大便情况外，对吐泻出的物质、患者的感觉、小便颜色的赤白、发病的季节、治疗的经过及饮食的异常现象等，都是不可或缺的。

淮按 本方为治热性下利之专方。脉数、心烦应为具备之证，但非必然具备之证，临床只要辨清属热性下利，即可加减应用，不必拘于某一证之有无。

2. 黄芩汤是治热利之专方，后世治痢之方剂，大都由此方化裁而来，例如朱丹溪用以治热利腹痛，更名黄芩芍药汤，张洁古于本方中更加木香、槟榔、大黄、黄连、当归、肉桂，名为芍药汤，治赤白痢疾，尤有显著效果。（《伤寒论译释》）

070

黄芩加半夏生姜汤

【药品】

黄芩二至三钱　生杭芍二至三钱

炙草一至二钱　大枣二至四枚

半夏二至三钱　生姜一至二钱

【方义】

此清热燥湿, 止痛止利, 兼止呕之方。

【主治】

泄泻或痢疾兼呕吐。但必须具有寒热夹杂现象, 如单用热药, 则呕吐轻而下利重; 反之, 则下利轻而呕吐重之情况。

【煎服法】

水三茶杯, 煎至半茶杯, 去滓温服。

【用药大意】

黄芩汤治湿热泻痢腹痛, 半夏、生姜治寒性呕吐。

【禁忌证】

一切单纯寒、单纯热之吐利证, 皆不可使用。

【类似方剂参考】

1. 黄芩汤: 此治热性泻利之方。

2. 生姜泻心汤: 此治寒、热、虚夹杂吐利之方。

3. 黄连汤: 此治寒、热、虚夹杂腹痛呕吐之方。

伤寒论113方 临床使用经验

【历代用药经验择要】

1. 太阳与少阳合病,自下利者,与黄芩汤,若呕者,本汤主之。(172)

按 本方是黄芩汤的加减方。"呕",包括吐证在内,属于寒性的证候,是下利的兼证。诊断要点可与黄芩汤共同体会。

薛立斋用本方治胆腑发咳,呕水如胆汁者;王孟英治体虚伏热之霍乱,皆应具有寒、热、虚夹杂之证者也。

2. 治伏气发温,内挟痰饮,痞满咳逆。(《张氏医通》)

071

干姜黄芩黄连人参汤

【药品】

干姜　黄芩　黄连　人参

各等分(一钱至二钱半)

【方义】

此清热止吐, 补虚开格, 寒因热用之方。

【主治】

呕吐不止, 饮食药品不能下咽。但必须具有口苦、喜冷的热证现象和脉虚的虚证现象, 而且单用芩、连类的寒性止吐药完全不受。

按 呕吐不止, 胃气已伤, 是需人参温补的主证。其脉不虚者, 未完全合拍, 必兼见脉虚, 使用上方更准确。

【煎服法】

水一茶杯半, 煎至半茶杯, 去滓温服, 徐徐服, 一次服一口, 后稍停, 不吐时继续再服。如仍吐时, 当减其量, 或温饮之, 以不吐为度。

【用药大意】

黄芩、黄连苦寒以泻胃热, 人参甘温以补胃虚, 干姜辛温以开寒格。

【禁忌证】

喜热性饮食之呕吐, 忌之。

【类似方剂参考】

1. 大黄甘草汤: 此治食已即吐之方。
2. 连理汤: 此治虚寒性呕吐, 服温性药格拒不下, 热因寒用之方。

【历代用药经验择要】

1. 伤寒本自寒下，医复吐下之，寒格更逆吐下，若食入口即吐，本汤主之。(359)

按 本方是治疗胃肠寒热不调的方剂，偏重于吐，即热与虚之吐的一方面。但饮食入口即吐，须与大黄甘草汤证相互体会，以免在虚实方面诊断不清而犯错误。

2. 凡朝食暮吐者责其胃寒，食入即吐者责其胃热。胃热故用芩连，本方证胃虽热而肠则寒，故芩连与干姜并用。(《伤寒论今释》)

3. 凡呕家夹热者，不利于香砂橘半，服此方而晏如。(《伤寒附翼》)

4. 治膈有热，吐逆不受食者，与半夏生姜诸止呕吐药无寸效者有特效。又治噤口痢。(《方函口诀》)

072

厚朴生姜半夏甘草人参汤

【药品】

厚朴一钱至二钱半　生姜一至二钱

半夏一至二钱　炙甘草一钱至一钱半

人参一至二钱

【方义】

此消胀散寒、降逆补虚,治脾胃虚寒腹胀之方。

【主治】

伤寒发汗后,表证已解,脾胃之阳气被伤,气滞不通,形成腹部胀满之证。但必须具有喜按、喜温,或兼痰涎,或兼呕逆,脉象虚弱等证。

【煎服法】

水三茶杯,煎至半茶杯,去滓温服,或另煎人参兑服也可。

【用药大意】

厚朴消胀,生姜散寒,半夏降逆止呕,炙甘草、人参补虚。

【禁忌证】

1. 腹胀拒按,脉有力者,忌之(此实证,宜泻不宜补)。

2. 喜冷者,忌之(此热证,宜清不宜温)。

【类似方剂参考】

1. 小承气汤:此治腹胀拒按实热证之方。

2. 理中汤:此治太阴病腹胀满,兼吐泻等虚寒证之方。

【历代用药经验择要】

1. 发汗后,腹胀满者,本汤主之。(66)

伤寒论113方 临床使用经验

按 这种胀满，脉必无力，腹部绝无拒按。实践证明，厚朴人参并用治虚胀最效。

2. 治泄后腹胀。(《伤寒尚论篇》)

3. 治胃虚呕逆，痞满不食。(《张氏医通》)

4. 噫气吞酸，心下坚满膨胀，皆慢性胃炎及胃扩张之证。(《伤寒论今释》)

073

旋覆代赭汤

【药品】

旋覆花三至五钱　生赭石三钱至一两

人参一至二钱　大枣二至四枚　生姜二至三钱

半夏二至三钱　炙草一至二钱

伤寒论113方 临床使用经验

【方义】

此镇逆除痰、补虚祛寒之方。

【主治】

伤寒表证已解，或噫气，或呕吐，或呃逆，或兼心下痞满等证。但必须具有吐痰、不喜冷性饮食、脉虚或兼滑等现象，方为恰当。

【煎服法】

水三茶杯，煎至半茶杯，去滓温服，日服二至三次。如呕吐，可少量频服，以免吐出药液。

【用药大意】

赭石镇降逆气；旋覆花、半夏、生姜消除痰饮，兼祛寒邪；人参、甘草、大枣调补中气，以善其后。

【禁忌证】

1. 喜冷恶热者，忌之。

2. 大便硬、腹拒按者，忌之。

【类似方剂参考】

1. 生姜泻心汤：此治寒、热、虚夹杂，心下痞硬，噫气之方。

2. 干姜黄芩黄连人参汤：此治寒、热、虚夹杂呕吐之方。

3. 橘皮竹茹汤：此治虚热呃逆之方。

【历代用药经验择要】

1. 伤寒发汗，若吐若下，解后，心下痞鞭，噫气不除者，本方主之。
   （161）

按 《伤寒论译释》谓生姜泻心汤证与本方心下痞硬相同，前者干噫有食臭，后者干噫无食臭；前者胁下有水气，肠鸣下利，后者无；前者为胃虚食滞水气不化，后者为胃虚夹痰饮、浊气上逆。故前者补中和胃、调理寒热、宣散水气为治，本证则补中培土、降逆涤饮为治。

本方对呃逆证属胃虚有痰者，同样有效。

2. 治呕吐之证，大便秘结者。（《医学纲目》）

3. 治反胃噫食气逆不降神效。（《伤寒论三注》）

4. 本方与三泻心，同主痞硬，而三泻心重在雷鸣，本方则重在噫气；三泻心为急性胃肠炎，故用芩连，本方为慢性，故不用芩连。昔贤谓泻心虚实相半，本方纯乎虚也。（《伤寒论今释》）

074

白头翁汤

【药品】

白头翁一至三钱　黄连一至三钱

黄柏一至三钱　秦皮一至二钱

【方义】

此治热性痢疾之方。

按 痢疾, 都是由湿热形成。所谓热性者, 指热胜于湿而言, 非单纯之热证也。

【主治】

大便赤痢, 里急后重。但必须具有喜冷恶热, 或渴欲饮水等热证现象。

【煎服法】

水三茶杯, 煎至一茶杯, 去滓温服, 不愈更服。

【用药大意】

白头翁治肠之湿热; 秦皮清肠胃及肝经之湿热; 黄连、黄柏清肠胃及肾经之湿热, 湿热去而痢自止矣。

【禁忌证】

1. 不喜冷性饮食者, 不宜用。

2. 喜冷性饮食, 但兼外感发热恶寒之表证者, 不可用。

3. 白痢不宜用 (此湿胜于热, 偏于气分之热证也)。

【类似方剂参考】

白头翁加甘草阿胶汤: 此《金匮要略》治产后痢疾之方。

【历代用药经验择要】

1. 热利下重者, 本汤主之。(371)

按 下重一证，热证者最多，即《内经》所谓暴注下迫的现象。虚坐努责之虚寒证，虽然不多，但也应加以对照，以免错误。

2. 下利欲饮水者，以有热故也，本汤主之。（373）

按 上条之下重，本条之欲饮水，结合起来看，既有下重，又有渴欲饮水，可以确诊其属热也。如喜饮冷水，肛门灼热，对辨证更为确当。

此条下利，指红痢而言，因为泄泻欲饮水，多属五苓散类证，适用本方者很少，即便有热，胃苓汤去桂加芩连治之即愈，也没有使用本方的必要。况本方列入厥阴篇，只有红痢才合拍。唐氏"治红痢主肝血"，我认为正说明了这一点。

3. 赤痢又分两种，一为细菌性，一为阿米巴性，二者证候略同，故不论肠炎赤痢，苟有热象而下重者，白头翁汤悉主之。（《伤寒论今释》）

4. 治热痢殊效也。此汤之要点，在热虽盛而不需下剂之际。（方与輗）

5. 痢疾每大便，肛门灼热如火，用此方多有效。（《类聚方广义》）

淮按 以上3、4、5均为应用白头翁汤之证候，均有协助诊断的价值，临床可参考之。

075

白虎汤

【药品】

生石膏三钱至一两　知母二至五钱

炙草一至二钱　粳米二至五钱

伤寒论113方 临床使用经验

【方义】

此清阳明燥热之方。

【主治】

阳明经病, 大热、大渴、大汗、大烦, 喜冷饮, 恶热, 脉洪大有力, 舌苔黄, 或黑而燥, 甚则谵语, 神昏。

【加减法】

1. 白虎证病期稍长者, 或有汗下治疗经过者, 或年龄在五旬以上者, 或脉象洪大兼硬、兼数者, 加人参。
2. 发斑者, 加犀角、玄参。
3. 抽掣者, 加羚羊角、蜈蚣、钩藤。
4. 泄泻者, 加苍术。
5. 兼表热证者, 加连翘、薄荷、蝉蜕; 兼表寒证者, 加桂枝。
6. 虚甚者, 或脉象超过六至者, 除加人参外, 还可用生山药以代粳米。

【煎服法】

水三茶杯, 煎至多半茶杯, 去滓温服。石膏量多者, 最好用频服的方法。

【用药大意】

石膏甘寒清热, 知母苦寒滋水, 粳米、甘草补中。

【禁忌证】

1.伤寒无汗, 表证不解者, 不可与(此证当先解表, 或加解表药品)。

2. 脉细、脉沉者，不可与（因系虚寒现象）。

3. 不渴者，不可与（因没有内热）。

4. 喜热不喜冷者，不可与（因系寒证表现）。

5. 腹拒按者，不可与（此属承气实热证）。

6. 大便溏者，不可与（因是虚寒证）。

7. 舌苔白润者，不可与（因不是燥热证，或兼有表证）。

8. 舌赤者，不可与（因热邪已入营血）。

🔴**按** 这些不可与的证候，都是针对主证中的燥热而言，如果离开
　　了主证，任何症状都没有使用的必要。

【类似方剂参考】

1. 大承气汤：此治阳明腑病里实证之方。

2. 六味地黄汤加肉桂五味子：此治三消证口渴喜饮之方。

3. 当归补血汤：此治肌肤燥热，面赤目红，烦渴引饮，昼夜不息，
　　但以脉象洪大而虚、重按全无为特点。

【历代用药经验择要】

1. 伤寒脉浮滑，此以表有热，里有寒，本汤主之。（176）

🔴**按** 程氏云：表里二字错简，里有热，表有寒也。是热结在里，郁
　　表气于外。我认为本节阙疑，它不但不合事实，而且没有任何
　　可靠之证作为诊治依据。不论表热里寒，或表寒里热，都不
　　会从浮滑脉作出诊断，也不会单从浮滑脉想出采用白虎汤的
　　治法。注家牵强附会，殊觉蛇足。

2. 伤寒脉滑而厥者，里有热，本汤主之。（350）

按 本节根据脉滑而厥，断为里有热是对的，但对于使用白虎汤仍没有正确标准。

3. 三阳合病，腹满身重，难以转侧，口不仁，面垢，谵语遗尿，发汗则谵语，下之则额上生汗，手足逆冷，若自汗出者，本汤主之。（219）

按 本节实际只有阳明证，并无少阳、太阳证，曹氏改为阳明证是正确的。

单纯额上汗出，手足逆冷，不是使用白虎汤的主证，必须兼见烦渴谵语，脉洪滑，方可用白虎汤以治。

4. 伤寒脉浮，发热无汗，其表不解，不可与本汤。（170）

按 脉浮、发热、无汗三证是表证，所谓表不解不可与，说明白虎汤不是解表方。如白虎证兼表证，可仿照张锡纯凉解汤之意，随证酌用。

陆氏云：白虎证脉必洪大滑数，若浮而不大、浮而兼数是五苓证。我的看法，除脉象外，还要根据舌干燥的程度、小便利与不利及喜冷喜热等不同证状作鉴别，才较全面。

淮按 汤万春云白虎汤须以阳明内热为依据,其指征即"四大",一般以发热,汗出,不恶寒,反恶热为主证,以脉洪大滑数有力为主脉,认为"渴""汗"二字很重要。我认为汗之有无,为白虎汤证是否兼有表证之判断,若其他证状完全符合,仅一无汗,可于白虎汤中酌加薄荷、蝉蜕、连翘类。至于渴,为加人参的指征,但加人参之渴与白虎汤证之渴不同,所以还需从脉象等方面辨别。

5. 若自汗而无大烦大渴证,无洪大浮滑脉,当从虚治,不得妄用本方。(《伤寒来苏集》)

按 这是针对219条"若自汗出者本汤主之"所言。说明单纯汗出一证,不是使用白虎汤的主证,必须兼有大烦、大渴、脉洪大浮滑,才是使用本方的依据。

6. 白虎证,其人壮热,不恶寒,反恶热,脉洪大滑数,唇舌干燥,渴欲冷饮是也。或有手足冷、背恶寒者则为例外,然按其胸腹却甚灼热。(《伤寒论今释》)

7. 白虎本为达热出表,若其人脉浮弦而细者,不可与也,脉沉者不可与也,不渴者不可与也,汗不出者不可与也。常须识此,勿令误也。(《温病条辨·上焦篇》)

8. 太阴温病,脉浮洪,舌黄,渴甚,大汗,面赤恶热者,辛凉重剂,白虎汤主之。(《温病条辨·上焦篇》)

9. 手太阴暑温, 或已经发汗, 或未发汗, 而汗不止, 烦渴而喘, 脉洪大有力者, 白虎汤主之。(《温病条辨·上焦篇》)

10. 面目俱赤, 语声重浊, 呼吸俱粗, 大便闭, 小便涩, 舌苔老黄, 甚则黑有芒刺。但恶热不恶寒, 日晡益甚者, 传至中焦, 阳明温病也, 脉浮洪躁甚者, 白虎汤主之。(《温病条辨·中焦篇》)

按 白虎证之口干舌燥, 多见舌苔黄黑起刺, 与大承气汤证的区别只在腹部拒按与否。

以上所谓太阴温病、阳明温病、暑温, 都无关紧要, 临证要以大渴、大热、脉洪大、大汗出、舌苔干燥黄厚, 甚则黑为着眼点, 即可用白虎汤或其加减方。

11. 下后无汗……脉浮洪者, 本方主之。(《温病条辨·中焦篇》)

12. 张锡纯运用白虎汤的加减法:
(1)寒温阳明证, 表里俱热, 心中热, 嗜凉水而不至燥渴, 脉洪滑而不至甚实, 舌苔白厚, 或白而微黄, 或有时背微恶寒者, 去甘草知母, 加玄参、连翘(即仙露汤)。
(2)治温病, 表里俱觉发热, 脉洪而兼浮者, 去知母粳米, 加薄荷、蝉蜕(即凉解汤)。
(3)白虎证俱, 其人胃气上逆, 心下满闷者, 去甘草粳米, 加半夏、竹茹(即镇逆白虎汤)。
(4)治寒温实热已入阳明之府, 燥渴嗜饮凉水, 脉象细数者, 去粳米,加人参、生山药(即白虎加人参以山药代粳米汤)。

(5)兼舌质红者,加生地黄、牡丹皮。

(6)兼厥者,可取白茅根煮汤以煎药。

(7)下利者,白芍代知母;产后者,玄参代知母;治湿温,滑石代
知母,薏苡仁代粳米。

(8)白虎证迁延日久,真阴失守,气血两虚,元气将脱,证见目睛
上窜,筋惕肉𥆧,精神昏愦等危象,可加人参、山茱萸、生鸡
子黄,以生地黄易知母、生山药代粳米,以敛肝滋阴固气。

(9)白虎证,其脉或数,或硬,或年过五旬,或劳心劳力之余,或
身形素羸,即非经汗下,亦须加人参。如脉超过六至者,宜生
山药代粳米以滋阴调胃。

(10)方中石膏为主药,须重用、生用,煅者不可用,以尽失其性也。

13. 白虎证外有表寒,汗出,头痛,恶寒,白虎汤加桂枝而愈。

一消渴,大饮,脉数,本方加花粉、洋参、茅根愈。(《经方实验录》)

14. 急性传染性热病,如伤寒,肺炎,麻疹,糖尿病初期,夏季小儿
热病等。(《古方临床之运用》)

076

白虎
加人参汤

【药品】

人参一至二钱　生石膏三钱至一两

知母二至五钱　炙草一至二钱　粳米二至五钱

【方义】

此清阳明经热,兼补虚之方。

【主治】

阳明经病,大热,大汗,大渴,喜冷,恶热,口舌干燥,一般同白虎证。但脉洪大而力不足,或兼芤,或兼硬,或兼数,或洪大无伦者。

【煎服法】

水二至三茶杯,煎至半茶杯,去滓温服。

按 人参也可另煎兑服。石膏用量多者,煎成后,分若干次频频服之为宜。

【用药大意】

白虎汤清热生津,人参强心补虚。

【禁忌证】

1. 表不解,恶风寒无汗者,忌之。

按 恶风寒本是表不解的主要证状,但在有汗和口舌干燥、喜饮冷的情况下,"背微恶寒"或"时时恶风",都不得谓之表不解。此为内热太盛,自觉室温较低而有背微恶寒或时时恶风之感觉也。

2. 脉洪大有力者忌之(因内热太盛,心气不虚,不需人参之补)。

3. 舌红者, 忌之 (热已入营血, 需配合清营凉血之品) 。

【类似方剂参考】

1. 白虎汤: 此治阳明经热而心气不虚之方。

2. 玉女煎: 此清热兼凉血之方。

【历代用药经验择要】

1. 服桂枝汤, 大汗出后, 大烦渴不解, 脉洪大者, 本汤主之。(26)

按 本节说明白虎加人参汤证是由发汗形成的。大烦渴, 脉洪大本是白虎汤的主证, 为什么要加人参? 陈修园认为是汗吐下后伤津液之故; 陆氏根据吉益氏的主张, 认为是有心下痞硬之证。我认为还是从脉象区别比较确当, 因为许多证候, 凡是脉力稍有不足或稍有不整, 都是加人参的标准, 反之, 效果即不甚显著。况津液被伤与否, 单从汗吐下推断是不正确的。至于心下痞硬一证, 如果没有经过复下之其痞益甚的现象, 如何会认为是虚证呢?

2. 伤寒若吐若下后, 七八日不解, 热结在里, 表里俱热, 时时恶风, 大渴, 舌上干燥而烦, 欲饮水数升者, 本汤主之。(168)

按 热结在里, 表里俱热。我认为这种表热是由于热结在里的缘故, 所谓由里达表是也。根据这句话, 可以知道白虎汤确是清里热之方, 生石膏确是清里热之药。里热一清, 表热自退, 所以石膏清热解肌的说法是不够正确的。应注意的地方是恶风一证, 因为表不解是白虎汤的禁忌证, 恶风是表不解的主要证状。本节时时恶风，并不是表证，而是在喜冷恶热的情况下偶然出现的，属汗出表虚之故，辨别要点在于汗出与否。吴谦云时时当是时汗二字，也正说明了这一点。

本节说明白虎加人参汤证，也有由吐下形成者。

3. 伤寒无大热，口燥渴，心烦，背微恶寒者，本汤主之。(169)

按 "无大热"，我认为指表热不太壮盛，并非表里均无热也。"口燥渴，心烦"是里热的证据。至于"背微恶寒"，是汗出表疏，偶然有的现象，也是在发热恶寒的基础上出现的。与附子汤证的全身性恶寒、而以背恶寒较突出者完全不同。应该在这些地方深刻体会，以免错误之发生。

4. 伤寒脉浮，发热无汗，其表不解，不可与白虎汤。渴欲饮水无表证者，本汤主之。(170)

按 本节可以体会到辨别恶风，与背微恶寒的重要性，因为恶风和恶寒，都是表不解的现象。

5. 若渴欲饮水，口干舌燥者，本汤主之。(222)

按 "口干舌燥"一证，虽是白虎汤的主证，但不是加人参的标准，欲使这个标准确当，仍应从脉象求之。吴瑭云：太阴温病，脉浮大而芤，汗大出微喘，甚至鼻孔煽者，白虎加人参汤主之；若脉散大者，急用之。张锡纯云：伤寒温病之白虎证，其脉皆洪大有力也，若不及时投以白虎汤，其脉洪大有力之极，又可渐变为细小无力，此乃由心脏亢进转变为心脏麻痹，证候至此，极为危险，急宜投以白虎加人参汤。两家之论，足以说明以脉象作为使用人参的标准是正确的。

白虎汤证的舌燥，多有黄苔，甚者黄黑起刺，与大承气汤证之别，只是无脐腹拒按也。

6. 太阳中热者，暍是也。汗出恶寒，身热而渴，本汤主之。（《金匮要略·痉湿暍病脉证治》）

按 恶寒，好像是兼有表证，其实这里的恶寒是暑伤元气，气虚之故。辨别要点为汗之有无，无汗恶寒方为表不解，且脉象亦必然虚弱。

7. 太阴伏暑……脉洪大，渴甚汗多者，仍用白虎法；脉虚大而芤者，仍用人参白虎法。（《温病条辨·上焦篇》）

8. 下后无汗……脉浮洪者，白虎汤主之，脉洪而芤者，本汤主之。（《温病条辨·中焦篇》）

9. 用于白虎证由于汗下后津液损伤之情况，所以兼见或渴，或烦，或舌干等证。

白虎证脉洪滑，如兼硬象，即示阴亏，宜加人参。（《医学衷中参西录》）

077

竹叶石膏汤

【药品】

竹叶二至三钱　生石膏二至三钱

半夏钱半至二钱半　人参一至二钱

甘草五分至一钱　粳米一至三钱　麦门冬一至二钱

【方义】

此治病后热邪未尽，津液已伤，气逆欲吐，为补虚降逆、清热生津之方。

【主治】

热性病后，身热不退，欲呕。但必须具有口渴，喜冷，脉虚等证状。

按 此证之身热，与小柴胡汤及枳实栀子豉汤证之身热完全不同。后二方证之身热，都是热止后复发，此证之身热，为病已减，但身热一直绵绵不休。

【煎服法】

水三茶杯，煎至半茶杯，去滓温服。

【用药大意】

竹叶、石膏、麦冬清热生津；半夏降逆止吐；人参、粳米、炙甘草补中气之虚。

【禁忌证】

凡没有身热，口渴，喜冷，脉虚，呕吐等任何一证者，均不可使用原方（应随证加减）。

【类似方剂参考】

1. 小柴胡汤：此治热病后身热欲呕，偏于和解外邪之方。
2. 六君子汤：此治没有热证而虚羸少气、欲吐之方。

【历代用药经验择要】

1. 伤寒解后，虚羸少气，气逆欲吐，本汤主之。(397)

按 热病后虚羸少气的证候，一般调理方法，多着重于饮食，并不主张服药，就是选用流质易消化而富有营养的食品，禁忌辛辣厚味和肉食等物，数量也不可过多。如胃中余热未尽，喜冷口渴，兼气逆欲吐证候者，则非服药不可，不然时日迁延，还会形成其他病变。

2. 仲景虽未言脉，若察其脉虚数而渴者，当以本汤主之。(《伤寒溯源集》)

3. 治天行表里虚烦不可攻者。(《外台秘要》)

4. 治伤寒时气表里俱虚，遍身发热，心胸烦闷，或得汗已解，内无津液，虚羸少气，胸中烦满，气逆欲吐及诸虚烦热。《太平惠民和剂局方》)

5. 上半日嗽多，属胃中有火，竹叶石膏汤降泄之。

夏秋感冒，吐泻霍乱……甚则手足厥逆，少气，唇面爪甲皆青，六脉俱伏，而吐出酸秽，泻下臭恶，便溺黄赤者，此热极似阴之候，速服此汤。(《张氏医通》)

6. 本方为邪热未清而气阴已伤者设，热淫于内，所以身热汗出；

渴欲饮冷,气阴已伤,所以呕逆。少气虚烦,呛咳,投以本方,最为相宜。(《伤寒论方解》)

7. 治虚烦病,兼治中暍渴,吐逆而脉滑数者。(《伤寒总病论》)

8. 治伤寒新差,气液两伤,兼有虚热的证候,但文中叙证简略,如用以药测证的方法来推断脉证,则本证的舌质当绛嫩无苔,脉必虚数,证有虚热烦渴等现象。

应用于病后气液两伤,余热烦渴,气逆欲吐;伤暑脉虚发渴;体虚受暑,霍乱吐泻;暑疟;胃火咳嗽。(《伤寒论译释》)

078

五苓散

猪苓　泽泻　茯苓　桂枝　白术
各一钱半至二钱半

【方义】

此化气利水、温经散寒之方。

按 此证较茯苓甘草汤证，水证较重而寒证较轻。

【主治】

1. 蓄水证：小便不利，烦渴，汗出，微热，脉浮数。

2. 水逆证：渴欲饮水，水入则吐者。

但都必须具有不喜冷性饮食、舌不黄燥及表寒现象。

【制服法】

共研为细末，每服一钱半，开水送下，服后频服暖水，使之汗出则愈。也可作汤剂，用水二茶杯，煎至半茶杯，去滓温服之。

【用药大意】

茯苓、猪苓、泽泻利水，白术补脾，桂枝温散寒邪。

【禁忌证】

无小便不利，或有喜冷性饮食现象者，均不可服。

【类似方剂参考】

1. 猪苓汤：此治小便不利，为寒性利水之方。

2. 茯苓甘草汤：此治寒证较重，水证较轻，为散寒利水之方。

3. 真武汤：此回阳镇水之方。

【历代用药经验择要】

1. 太阳病,发汗后,大汗出,胃中干,烦躁不得眠,欲得饮水者,少
   少与饮之,令胃气和则愈,若脉浮,小便不利,微热消渴者,本
   方主之。(71)

按 本节前一段为汗出津伤之渴欲饮水,烦躁不得眠,小便不利;
后一段为阳气被伤,蓄水形成,致小便不利,饮水不止。津液
损伤和蓄水证,表面证状看似相同,都具有口渴、小便不利,
而治法却完全不同。辨别要点:津液消耗者,小腹部必不胀
满,没有尿意,身上皮肤干燥,舌上津液不充。膀胱蓄水者则
相反,所以必须根据全面证状,分析研究,才能得出正确的
诊断与治疗。否则,单从一个证上看问题,就会犯头痛医头,
足痛治足的错误。

《金匮要略》将此条列入消渴篇,其实非治消渴。本证之渴乃膀
胱蓄水,气化失职所致,表现为渴不欲多饮,且有少腹胀满等蓄水
证。发热脉浮为太阳表证,小便不利为太阳之邪入膀胱腑证,故
治以发汗利水之五苓散。

2. 发汗已,脉浮数,烦渴者,本方主之。(72)

按 《医宗金鉴》云:脉浮数下,当有小便不利四字,否则为白虎
证。此说很对,因为水津不布的主要根据,就是小便不利。

3. 伤寒,汗出而渴者,本方主之。(73)

按 柯氏认为渴者上，当有心下悸三字，否则汗出而渴是白虎汤证；程氏认为应有小便不利证。我认为这两种说法都有参考价值，后者更为确当。因为没有小便不利，虽心下悸，也不一定是蓄水证。

4. 中风发热，六七日不解而烦，有表里证，渴欲饮水，水入则吐者，名曰水逆，本方主之。(71)

按 "水入则吐"，是蓄水病的主要证状。为州都气化失职，水停于胃，津不上输而渴，饮则拒而不纳而吐也。这种吐是喝水就吐，不喝则不吐，所吐的都是水。此证当然也不想吃东西，即使少吃点也不至于吐出，所以名为水逆。除此之外，关键地方仍为小便不利。虽然小便不利不一定是蓄水，但蓄水证没有一个小便通利的。

5. 病在阳，应以汗解之，反以冷水潠之，若灌之，其热被劫不得去，弥更益烦，肉上粟起，意欲饮水，反不渴者，服文蛤散，若不差者，与五苓散。(141)

按 五苓散与文蛤汤，一个偏于散，一个偏于利，一个较寒，一个较热。使用五苓散时，应根据五苓散的主证。

6. 本以下之，故心下痞，与泻心汤，痞不解，其人渴而口燥烦，小便不利者，本方主之。(156)

按 "心下痞"除表邪内陷形成外，膀胱蓄水，气不输化，心下受水气的影响也可形成，也是五苓散适应证之一。其诊断标准为渴欲饮水、小便不利。

7. 太阳病，寸缓关浮尺弱，其人发热汗出，复恶寒，不呕，但心下痞者，此以医下之也。如其不下者，病人不恶寒而渴者，此转属阳明也。小便数者，大便必鞕，不更衣十日，无所苦也。渴欲饮水，少少与之，但以法救之。渴者，宜本方。(244)

按 本节可分三段体会，"此以医下之也"以上为一段，其治法应根据桂枝汤第20节精神，先用桂枝汤解表，次用大黄黄连泻心汤攻痞。至"转属阳明也"为第二段，既由太阳转属阳明而兼痞证，应从阳明找治法，我的看法用大黄黄连泻心汤还是必要的。最后一段，"渴者宜五苓散"，王三阳云渴者下当有缺文，我认为很正确，因为与证不符。

本节对五苓散使用毫无帮助，姑录之以资参考。

8. 霍乱，头痛发热，身疼痛，热多欲饮水者，本方主之。(386)

按 陆氏云：五苓散证必小便不利，此条不言者，省文也。此言是矣，因为肠胃吸收机能失常，以致吐泻过多，水分大量排出，当然也小便不利。不过本节治疗目的，和前者完全不同。前者是水蓄膀胱，故需要把小便排出，此节是水分偏走大肠，需要帮助吸收，古谓治泻不利小便非其治也正是这个道理，着眼的地方在于"欲饮水"三字。因大量水分经吐泻丢失，没有补充，不堪再利小便也。

9. 假令瘦人脐下有悸,吐涎沫而癫眩,此水也,本方主之。(《金匮要略·痰饮咳嗽病脉证并治》)

按 水饮为病,素盛今瘦,非阴虚瘦也。脐下筑筑跳动,吐涎沫,头眩,皆为水饮冲动上逆。脐下为膀胱所居,职司气化,水饮积蓄则气化失职,故用本方治之。

10. 治伏暑饮热,暑气流入经络,壅溢发衄。或胃气虚,血渗入胃,停留不散,吐出一二升许。(《三因极一病证方论》)

11. 本方应用于水泻如注,小便全无,及湿泻、久泻等证;寒湿内盛之霍乱,但热霍乱禁用;湿伤脾阳,腹部肿胀及周身肿满者;瘦人脐下悸,吐涎沫,兼颠眩之水气证。(《伤寒论译释》)

12. 运用于胃弛缓、胃扩张、胃下垂等胃中有振水音者,流行性感冒浮肿,肾脏病、心脏瓣膜病伴起之浮肿,霍乱,急性胃肠炎瘥后之口渴、尿量减少、水样性下利。以小便不利,口渴,或呕吐,头眩,心悸,汗出而烦,浮肿等证为标的。(《古方临床之运用》)

13. 适应证:水逆证,蓄水证,水泻证。
　　主证:小便不利,口渴,不喜冷性饮食,或兼有汗之表证。
　　副证:水入则吐,或意欲饮水反不渴,或漱水不欲咽,心下痞,或吐泻,身痛,脉浮。
　　禁忌证:热性及亡津液之小便不利。

079

猪苓汤

【药品】

猪苓　茯苓　阿胶　泽泻　滑石
各等分（一至二钱）

伤寒论113方 临床使用经验

【方义】

此滋阴，清热，利水之方。

【主治】

少阴病，阴虚有热，水邪停蓄，或下利，咳呕，心烦不眠。但必须具有小便不利、口渴、喜冷性饮食等证。

【煎服法】

水三茶杯，煎至半茶杯，温服。

【用药大意】

猪苓、茯苓、滑石、泽泻利水清热，阿胶滋阴。

【禁忌证】

1. 阳明病，发热，汗多，口渴，喜冷饮，小便不利者，不可服（此是热甚伤津之证，恐重伤其津液也）。
2. 不喜冷饮之小便不利，虽系水邪停蓄，也不可用（此为阳虚有寒，水邪不化之证，用之阳愈虚，水愈不化也）。

【类似方剂参考】

1. 人参白虎汤：此治热盛伤津之口大渴、小便少之方。
2. 五苓散：此通阳散寒利水之方。
3. 猪肤汤：此治下利心烦咽痛，偏重滋阴之方。

【历代用药经验择要】

1. 若脉浮发热，渴欲饮水，小便不利者，本方主之。（223）

按 本方所治之证，表面看与五苓散证相同，所异者寒热而已。本方所治小便不利属热，五苓散所治小便不利属寒。

"脉浮发热"，必不兼恶风寒的证状；"渴欲饮水"必兼有喜冷饮的现象。"小便不利"是本方主证，是少阴阴虚有热，水邪停蓄的证候。可见本方为育阴清热、利小便之方。

《伤寒论译释》云：本条与白虎加人参汤证很近似，二证均有发热，渴欲饮水。所不同者，一是烦渴大汗，小便通利，纯属热灼伤津；一是小便不利而无大汗，为阴虚有热，水气不利。

2. 阳明病，汗出多而渴者，不可与猪苓汤，以汗多胃中燥，猪苓汤复利其小便故也。（224）

按 阳明病本来就没有利小便之治，因阳明燥热，汗出过多，小便量相对减少，表面上也有口渴、小便不利之类似猪苓汤的证状。仲景恐误认、误治，故而重为叮咛，所以遇到这种类似证时，当注意鉴别。

淮按 渴因于汗多津伤，故不可与猪苓汤。伤津之渴之辨，可参考223条之按语。

3. 少阴病，下利，六七日，咳而呕渴，心烦不得眠者，本汤主之。(319)

按 "少阴病"，指阴虚有热之证而言。本证重在下利、咳、渴、心烦，其必兼小便不利。因为"下利"是水偏走大肠，所以有利小便的必要；咳、渴、心烦是阴虚有热的具体证状，所以需要阿胶、滑石滋阴清热；至于"呕"，系胃中水逆的一种表现；"不得眠"也是阴虚有热的证状，不需要着重治疗，因为主证愈副证可随之而愈。

陆渊雷云：猪苓汤所治系湿热证，其病变在膀胱、尿道，非真少阴病也。

4. 治淋病点滴不通，阴头肿痛，少腹膨胀作痛者。(《类聚方广义》)

淮按 陆氏云："本方虽以猪苓名汤，实以滑石为君，阿胶为臣，余三味不过佐使耳。阿胶专为止血……"故本方治血淋有效。

5. 满身洪肿，虽力按之，放手即胀起如故，其肿如是之甚，曾不碍其呼吸，气息如常者是猪苓汤证也；又一种，肿势如前，虽腰以下满肿，而肩臂胸背绝不肿，呼吸如常者，亦可用猪苓汤，不必问渴之有无。(《导水琐言》)

080

文蛤散

【药品】

文蛤一两(不煅)

按：陆氏云文蛤即海蛤粉也。

【方义】

此清热利湿之轻剂,治热被寒郁之方。

【主治】

应该发汗的热性病,误被水噀、冰覆,或冷水浴后体温增高,心烦不安,肉上粟起,意欲饮水反不渴(此证内热不甚,故不渴)之证。

【制服法】

研细末,每服一至二钱,开水送下。

【用药大意】

文蛤清热利湿,但作用不大,热被寒郁之轻者或许有效,重者需遵柯氏之说,用《金匮要略》文蛤汤治之。

【禁忌证】

寒湿证者,不宜(一切湿而兼热的证候均不忌之。因药性和平,不会有其他副作用)。

【类似方剂参考】

1. 文蛤汤:即大青龙汤去桂加文蛤,为治湿热内郁,解表清里之重剂。但须证见身热、口渴、喜冷等现象方宜使用。
2. 五苓散:为温性利水解表之方,治本证偏于湿者。

【历代用药经验择要】

1. 病在阳，应以汗解之，反以冷水潠之，若灌之，其热被劫不得去，弥更益烦，肉上粟起，意欲饮水，反不渴者，服文蛤散。若不差者，与五苓散。（141）

按 水噀之法，今天在此地（太原）概不使用，但冰袋冷敷之法也有同样的流弊，仍应注意防治。

柯氏主张用文蛤汤，有仍主张用文蛤散的。文蛤散只文蛤一味，仅有清内部湿热的作用，文蛤汤是大青龙去桂加文蛤，有散发外部湿热的作用。根据临床体会，还是文蛤汤较为正确，但石膏不如改用滑石，因胃中没有燥热也。

陈慎吾云：文蛤散证渴不能饮，小便利，五苓散证渴而能饮，小便不利，是其别也。

2. 文蛤散与五苓散：五苓散证为蓄水证兼表证，其证发热汗出，渴而能饮，或水入则吐，小便不利；文蛤散证为水寒外束，里有郁热，证见发热无汗而弥更益烦，肉上粟起，意欲饮水反不渴，小便自利。（《伤寒论译释》）

081

茯苓
甘草汤

【药品】

茯苓二至五钱　炙甘草一至二钱

桂枝二至三钱　生姜一至三钱

【方义】

此散寒利水之方。其证较五苓散证寒证重而水证轻。

【主治】

外感寒邪，心阳被伤，水邪不化，留于心下，致心悸，小便不利，或汗出，口不渴。但必须具有不喜冷性饮食，或兼发热，恶风寒的表寒现象。

【煎服法】

水二茶杯，煎至半茶杯，去滓温服。

【用药大意】

茯苓制水，桂枝、甘草、生姜解表散寒。

【禁忌证】

小便利者，喜冷性饮食者，无表寒现象者，均不可用。

【类似方剂参考】

1. 五苓散：此散寒利水，治水证较重之方。

2. 茯苓四逆汤：此回阳利水，兼补气之方。

3. 真武汤：此回阳利水，兼理脾和肝之方。

【历代用药经验择要】

1. 伤寒汗出而渴者，五苓散主之。不渴者，本方主之。(73)

按 本证当有小便不利，否则，汗出不渴易与常自汗出的桂枝汤证相混。东洞翁认为兼有冲逆而呕；柯氏认为应有心下悸；陈慎吾认为茯苓甘草汤重用生姜必有呕证。以药测证，当有心下悸，气上冲而呕，小便不利等胃气不降、水聚中焦之证状。

2. 伤寒厥而心下悸，宜先治水，当服茯苓甘草汤，却治其厥；不尔，水渍入胃，必作利也。(356)

按 "伤寒"二字最应注意，为使用桂枝、生姜之关键也。

　本方是治水饮之方，是利小便之方。
　主证：小便不利，不喜冷性饮食，兼有表寒证。
　副证：心下悸，汗出不渴，冲逆而呕。

3. 心下悸，大率属痫与饮，此方加龙骨、牡蛎绝妙。

此证有致不寐者，酸枣汤、归脾汤皆不能治，余用此方屡奏奇效。

一妇人，自心下至膈上，动悸甚剧，有城郭震撼之势，于是眩晕不能起，夜则悸烦目不合，如此者数年，余用本方加龙骨牡蛎，日渐见效，半年而痊愈。(方与轨)

082

茯苓桂枝
白术甘草汤

【药品】

茯苓三至四钱　桂枝二至三钱

生白术二至三钱　炙甘草一至二钱

　　　　　　伤寒论113方 临床使用经验

【方义】

此补心阳、散寒邪、降逆气、补脾利水之方。

【主治】

1. 伤寒误用吐下药,心阳被伤,水气凌心,心下逆满,气上冲胸,起则头眩,脉沉紧。

2. 水饮短气。

3. 心下支饮,胸胁满,目眩。

以上三证都必须具有小便不利或小便不多、不喜冷性饮食、脉沉紧或沉迟等现象。因为都是心阳虚,水邪停蓄不化之故。

【煎服法】

水三茶杯,煎至多半茶杯,去滓温服。

【用药大意】

茯苓利水;白术、甘草补脾,并助水邪之吸收;桂枝温散寒邪,兼降水邪之上逆。

【禁忌证】

凡有口苦、喜冷性饮食等热证者,忌之。

【类似方剂参考】

1. 真武汤:此回阳镇水之方。

2. 茯苓四逆汤:此回阳治水,兼补气之方。

3. 肾气丸: 此系治气短, 但偏于补肾阳之方。

【历代用药经验择要】

1. 伤寒若吐若下后, 心下逆满, 气上冲胸, 起则头眩, 脉沉紧, 发汗则动经, 身为振振摇者, 本方主之。(67)

按 本证必有小便不利之证, 否则, 不可能知道是水气为患。曹颖甫云: 本方为痰饮之主方, 心下逆满, 起则头眩, 为水气凌心, 与金匮胸胁支满, 目眩之义同。发汗则动经, 身为振振摇者, 为真武汤所主。

2. 心下有痰饮, 胸胁支满目眩, 本汤主之……短气有微饮, 当从小便去之, 本汤主之。(《金匮要略·痰饮咳嗽病脉证并治》)

淮按 上两条皆有胸胁支满、目眩, 然非少阳证也, 少阳证有寒热往来, 耳聋, 脉弦, 故用柴胡汤和解。本证乃脾胃虚弱, 中无砥柱, 土虚不能制水, 水邪上凌于心, 故有逆满, 冲胸, 目眩等饮邪上凌证状。短气亦是水饮停积, 气机不畅所致, 故用本方健脾化饮为治。

3. 治胸部痞满, 大便溏泄, 日久不愈而成为里寒者; 金匮治痰饮, 其主证一为心下有痰饮, 胸胁支满目眩, 一为短气有微饮, 当从小便去之; 治胸满支饮上冲, 目眩及睑浮肿者。(《伤寒论译释》)

4. 本方主治心下停饮上冲, 眩晕, 动悸等, 为逐饮、降冲、定悸之主剂。运用于神经性心脏病,慢性肋膜炎之积水,气逆,小便不利,神经性高血压,头晕目眩,眼结膜炎,慢性湿性胃炎,轻性脚气等。(《古方临床之运用》)

5. 治饮家眼目生云翳,昏暗疼痛,上冲头眩,睑肿,眵泪多者及雀目证,均有奇效。以心胸动悸,胸胁支满,心下逆满等证为目的。(《类聚方广义》)

6. 一妇郁冒上逆,居恒善惊,闻足音跫然惊悸怵惕,不欲见人,居常独卧已数年,与本方而愈。(《成绩录》)

083

茯苓桂枝甘草大枣汤

【药品】

茯苓三至五钱　桂枝二至三钱

甘草一钱至钱半　大枣二至四枚

　伤寒论113方 临床使用经验

【方义】

此利水补阳, 散寒健中, 预防奔豚证之方。

【主治】

发汗后, 阳气被伤, 寒水初动, 脐下悸, 欲作奔豚。但必须具有小便不利、不喜冷性饮食、脉沉迟等寒证、水证现象。

【煎服法】

水二茶杯半, 煎至半茶杯, 去滓温服。

【用药大意】

茯苓淡渗利水, 桂枝补阳散寒, 甘草、大枣补中以防寒水上泛。

【禁忌证】

口苦喜冷者, 忌之 (兼有热证也)。

【类似方剂参考】

桂枝加桂汤: 此为治寒性 (不兼水气) 奔豚证之方。

【历代用药经验择要】

1. 发汗后, 其人脐下悸者, 欲作奔豚, 本汤主之。(65)

2. 治奔豚之属于水气者, 然运用之于澼饮殊有特效。(《方函口诀》)

3. 治澼囊累年不愈。(《伤寒论今释》)

   陆渊雷按: 澼饮澼囊, 皆指胃扩张病、胃内有停水者。

4. 凡瘀血之上冲, 必在左腹部, 沿左侧腹直肌而发。气及水毒之上冲, 必在右腹部, 沿右侧腹直肌而发。本方腹诊, 右侧腹直肌之挛急甚明显, 按之疼痛。(《皇汉医学》)

084

牡蛎
泽泻散

【药品】

牡蛎　泽泻　葽根　蜀漆（暖水洗去腥）

炒葶苈子　炒商陆根　海藻（洗）各等分

【方义】

此滋阴清热、逐水消肿之峻剂也。

【主治】

热病后,腰以下发肿。但必须具有大小便不利,形气较实,脉象有力,喜冷性饮食等现象者。

【制服法】

共研细末,每服一钱,米汤送下。小便利者,止后服。

【用药大意】

牡蛎、葽根滋阴清热,余药逐水消肿。

【禁忌证】

病后饮食减少,大便溏泻,腰困腿酸,脉象无力,喜温恶寒,为脾肾虚寒之证,虽同样有水肿,但绝不可服。

不可与甘草同服,因甘草、海藻相反也。

【类似方剂参考】

1. 金匮肾气丸: 此治腰酸腿困、喜温恶寒、肾阳虚水肿之方。
2. 四君子汤加减: 此治饮食减少、大便溏稀、脾虚水肿之方。

【历代用药经验择要】

1. 大病差后,从腰以下有水气者,本方主之。(395)

按 病后多见虚热证，而本证却是实热证。使用本方不是单从肿的部位看，须从病人的体质、脉象来决定。我的体会，这种脉象应沉数有力，体质也不是虚弱状态，否则，补之尚虑不足，还能用这种峻剂以泻吗？

2. 大病后，若气虚则头面皆浮，脾虚则胸腹胀满。此因大病之后下焦之气化失常，湿热壅滞，膀胱不泻，水性下流，故但从腰以下水气壅积，膝胫足跗皆肿重也。以未犯中上二焦，中气未虚，为有余之邪，脉必沉数有力。(《伤寒溯源集》)

3. 用于腰以上水气亦效。其病在虚实之间，若实者，可加大黄。
   (《方函口诀》)

4. 商陆治水肿最为峻快，服之二便畅行，肿亦随消；海藻本经有下十二水肿之文，盖催促淋巴还流之药也；泽泻葶苈诸味，皆逐在里之水，本方表里俱治，故为水肿快药。

治实肿阳水大验，不必腰以下肿，尤不必大病瘥后也。大病瘥后多虚肿，宜参苓术附之类。(《伤寒论今释》)

085

真武汤

【药品】

茯苓二至三钱　生杭芍二至三钱

生姜一至二钱　生白术二至三钱　附子二至三钱

【方义】

此补阳利水之方。

> **按** 此方有人认为是强心利尿剂,我认为这种心不强,是由阳虚形成的,而不是由阴虚、气虚、血虚形成的。在阳虚方面,也是兼有水气的心不强,而不是单纯的阳虚心不强。不然的话,四逆汤、四逆加人参汤、独参汤等证都是心不强,为什么不用本方强心利尿,而要分别使用上述诸方呢?

【主治】

少阴病,阳虚水邪不化,或气喘不得卧,或咳嗽,或头眩,或肿满下利,以及热性病服清凉药后其病不解,或神昏谵妄,或斑点隐隐等证。但必须具有小便不利,或小便不多,或腹中有水声,不喜冷性饮食,脉沉而微。

> **按** 此证有时从表面上看,身上一丝不挂,好像是恶热的热证现象,但细加诊察,其脉沉细而微,四肢厥逆,舌润不燥,实属真寒假热之象。

【加减法】

1. 咳者,加五味子、细辛、干姜。
2. 小便利者,去茯苓。
3. 下利者,去芍药加干姜。
4. 呕者,去附子,加生姜。
5. 兼气虚者,加人参。

伤寒论113方 临床使用经验

6. 阳虚甚者, 倍附子加甘草。

7. 寒疝凝滞者, 加桂枝、橘络。

8. 阴不潜阳、虚阳外越者, 加龙骨、牡蛎、龟甲。

【煎服法】
水三茶杯, 煎至半茶杯, 去滓温服。

【用药大意】
白术、茯苓利水补脾; 生姜辛温暖胃散寒; 附子回阳以助水气之吸收; 芍药护阴以防辛热之劫液, 或影响肝脏也。

【禁忌证】
凡喜冷, 口渴舌燥, 及无水气证者, 均忌之。

【类似方剂参考】
1. 五苓散: 此是治寒性蓄水之方。

2. 猪苓汤: 此是治热性蓄水之方。

3. 茯苓甘草汤: 此是温散利水之方。

4. 茯苓四逆汤: 此是治阳虚、气虚, 兼水气之方。

5. 桂枝去桂加茯苓白术汤: 此治太阳病偏重利水之方。

6. 十枣汤: 此是逐水之峻方。

【历代用药经验择要】
1. 太阳病发汗, 汗出不解, 其人仍发热, 心下悸, 头眩, 身𬌗动, 振振欲擗地者, 本汤主之。(82)

按 "汗出不解"，包括误汗、过汗两个方面。"仍发热"非表未解，乃汗多，虚阳外浮之象。

本方主证是小便不利、脉沉微，否则，如何知道是阳虚水邪为病呢？曾治一热性病发汗后，热不退，但小便不多，口不渴，按其腹部有水声，舌苔润滑，脉象沉微，足冷，投以本方而愈。又治一热性病，发热已退，神昏不语，不欲近衣被，赤身卧床上，四肢厥冷，小便不利，舌润脉微，也用本方而愈。此二证皆没有心悸、头眩、身瞤动，可见只要抓住阳虚兼有水邪之证，即会取效。

肾为水脏，主气化而利小便，肾阳不足，则气不化水。临床当辨中、下焦，中焦病者，苓桂术甘汤主之；本方为下焦所设，以恶寒，肢冷，脉沉而有水气为目标。

2. 少阴病，二三日不已，至四五日，腹痛，小便不利，四肢沉重疼痛，自下利者，此为有水气，其人或咳，或小便利，或下利，或呕者，本汤主之。（316）

按 "腹痛，小便不利，四肢沉重疼痛，自下利"，是阳虚里寒，水不吸收的证候。"咳"是寒水影响到肺部的证候，也包括喘证在内；"小便利"，不是完全通顺如常，是还能多少小便些，不一定比平时多；"下利"，山田氏作不下利解，这是对的，因本文已有了下利的证候。均系水邪影响肺、胃、肠的不同现象。

伤寒论113方 临床使用经验

水病，卒多疼痛者，为气欲行而被水湿所阻，不通则痛也。故凡行气，利水，散湿之品皆能止痛，即此意也。

发汗剂用之不当，可导致汗多亡阳。所以，我认为真武汤是阳虚为本、水寒为标的标本同治方。

杨栗山云：景岳埋阴煎、大温中饮，自谓有云腾致雨之妙，其实是如本方用白芍之意。根据这句话，体会到学习经方在于体会其用药精神，而不是只记它的药味。

3. 治痿躄病，腹拘挛，脚冷不仁，小便不利，或不禁者；腰疼腹痛恶寒，下利日数行，夜间尤甚者；久痢见浮肿，或咳或呕者。(《类聚方广义》)

4. 此方以治内有水气为目的，与它附子剂异。水饮之变，为心下悸，身𥆧动，振振欲倒地，或觉麻痹不仁，手足引痛，或水肿小便不利。其肿虚濡无力，或腹以下肿，臂肩背羸瘦，其脉微细，或浮虚而大。心下痞闷，饮食不美者；或四肢沉重疼痛，下利者。(《方函口诀》)

086

附子汤

【药品】

附子二至三钱　茯苓一至二钱　人参一至二钱

生白术一至三钱　生白芍一至二钱

伤寒论113方 临床使用经验

【方义】

此补阳益气、健脾利湿、养阴之方也。

【主治】

少阴病，身体骨节疼痛，手足厥冷，背恶寒，脉沉而微细。但必须具有口不干、不苦、不渴及小便不利等证状（因口干、口苦、口渴系内热证，不可使用附子；小便若利，便无湿邪，不可使用茯苓、白术）。

【煎服法】

水三茶杯，煎至半茶杯，去滓温服。

【用药大意】

附子补阳，人参补气，茯苓、白术利水，芍药养阴，和肝，补血。

【禁忌证】

口苦，口渴，口干，喜冷，脉浮者，均忌之（恐兼表证与热证也）。

【类似方剂参考】

真武汤：此回阳利水，不兼补气之方。

【历代用药经验择要】

1. 少阴病，得之一二日，口中和，其背恶寒者，当灸之，本汤主之。（304）

按 本方和真武汤，只差一味药，真武汤偏重祛水，故用生姜散之，本方偏重补虚，故用人参补之。其使用标准需从证状上具体分析, 悟到同中之异、异中之同, 方可融会贯通。我在使用上一般掌握两点, 凡脉虚者, 投附子汤治之; 小便不利者, 则用真武汤以治。

"背恶寒", 应和白虎汤证的背恶寒互相体会。

2. 少阴病, 身体痛, 手足寒, 骨节痛, 脉沉者, 本汤主之。(305)

按 李攒文云, 此方扶正达邪, 为寒湿、风湿身痛之仙方也。此身体痛, 和麻黄汤证大体相同, 无论肿痛, 重痛, 或刀割、锥刺都一样, 所不同者, 只是有热无热, 脉浮脉沉而已, 这是阳气不达肌表之故。使用时应考虑以下几个问题: ①平素是否偏于阳虚。②病后是否屡经汗下, 或服寒凉过多。③脉象沉而无力。④是否大便溏, 或小便少。⑤是否属于麻黄细辛附子汤证, 或麻黄附子甘草汤证。⑥是否为先温里后解表的四逆汤、桂枝汤证。

淮按 身体痛, 手足寒, 骨节痛三证, 需根据脉的浮、沉辨清太阳和少阴, 才能立出正确治法。因为这三证是太阳、少阴共有之证, 一旦差误, 会变证迭起的。

3. 妇人怀娠六七月, 脉弦发热, 其胎愈胀, 腹痛恶寒者, 少腹如扇, 所以然者, 子脏开故也, 当以附子汤温其脏。(《金匮要略·妇人妊娠病脉证并治》)

4. 本方加桂心甘草, 治湿痹缓风, 身体疼痛, 如欲折, 肉如锥刺刀割。(《备急千金要方》)

087

甘草
附子汤

【药品】

炙草一至三钱　炮附子二至四钱

白术二至三钱　桂枝二至三钱

【方义】

此健脾补阳, 祛寒湿, 散风邪, 治痹证之方也。

【主治】

风寒湿痹, 关节肿痛, 不得屈伸, 手不可近。但必须具有大便溏, 小便不利, 不喜冷性饮食, 恶风寒, 汗出等证。

【煎服法】

水二茶杯, 煎至半茶杯, 去滓温服。

【用药大意】

炙甘草、白术、附子健脾补阳, 以治寒湿; 桂枝辛温以散风寒。

【禁忌证】

1. 痹证有喜冷性饮食之热证者, 忌之。

2. 有大便不溏, 或小便利等脾阳不虚证者, 忌之。

【类似方剂参考】

1. 桂枝加附子汤: 此解肌和营卫、温经回阳之方。

2. 桂枝附子去桂加白术汤: 此补阳胜湿, 兼散风寒之方。

【历代用药经验择要】

1. 风湿相搏, 骨节疼烦, 掣痛不得屈伸, 近之则痛剧, 汗出短气, 小便不利, 恶风不欲去衣, 或身微肿者, 本汤主之。(175)

淮按　甘草附子汤、桂枝附子汤、桂枝附子去桂加白术汤三方，以药测证，桂枝附子汤证为风盛湿轻；去桂加术汤证为风轻湿重；甘草附子汤证为风湿俱重。

2. 治脚弱，名四物附子汤。体肿者，加防己四两，小便不利者，加茯苓三两。(《备急千金要方》)

3. 治后世所谓痛风、历节风，手近之则痛剧者。(雉间焕)

088

理中丸
及理中汤

【药品】

人参二至三钱　炙草二至三钱

生白术二至三钱　干姜二至三钱

【方义】

此太阴病肠胃虚寒之方也。

【主治】

太阴病，吐利，腹满而痛。但必须具有腹不拒按，脉沉迟无力，口不干不苦，小便清长，不喜冷性饮食等现象。

【加减法】

1. 脐上筑筑者，去白术，加肉桂（脐上筑筑是脐上跳动，乃肾阳虚，水气不化而上逆。去白术，恶其升补脾阳；加肉桂，取其温肾阳兼能降逆也）。

2. 吐多者，去白术，加生姜（呕吐多，是胃气上逆，故去升补脾阳之白术，加温胃降逆之生姜。实践证明，再加半夏，更有助于降逆止呕）。

3. 下多者，还用白术（下多，是脾胃虚而兼湿，用白术升补脾阳以止利。实践证明，下多而兼小便不利，加茯苓更效）。

4. 悸者，加茯苓（心下悸，是水气凌心，加茯苓以利水，水行则悸愈）。

5. 渴欲饮水者，倍白术（脾阳虚，则水不能吸收上输于肺，故渴欲饮水，加白术者，补脾阳以助其吸收也）。

6. 腹中痛者，倍人参（腹中痛而喜按，是里气虚，故加人参以补之）。

7. 寒者，倍干姜（干姜善治肠胃之寒，若寒甚者，肉桂、附子也可加入）。

8. 腹满者，去白术，加附子（腹满宜宽中理气，白术甘能令人中满，故去之）。

【制服法】

丸剂倍加药量，共研细末，蜜丸三钱重，早晚米汤送下；汤剂则用水二至三茶杯，煎至半茶杯，去滓温服。

【用药大意】

人参、白术、炙草补肠胃之虚，干姜去肠胃之寒。

【禁忌证】

1. 喜冷者，忌之（此系热证）。
2. 腹拒按者，也忌之（此系实证）。

【类似方剂参考】

1. 小建中汤：此治肠胃虚寒，补力较少之方。
2. 附子理中丸：此治肠胃虚寒，热力较胜之方。

【历代用药经验择要】

1. 伤寒，服汤药，下利不止，心下痞鞕，服泻心汤已，复以他药下之，利不止，医以理中与之，利益甚，理中者，理中焦……（159）

按 本节关键是什么为中焦下利？什么是下焦下利？根据药效体会，中焦下利指本汤所治的虚寒下利，即不喜冷性饮食或食后不易消化而言；下焦下利是指滑脱不禁的证候而言。

2. 霍乱，头痛发热，身疼痛，热多欲饮水者，五苓散主之；寒多不用水者，理中丸主之。（386）

伤寒论113方 临床使用经验

"寒多不用水"，是寒邪侵袭，不能化气生津，机体感觉水分不足，需要大量补充，但补充越多，越不能排泻，所以不吐即泻，形成类似霍乱的证候。其实水分缺乏，根本就没有利水以治之理。

3. 大病差后，喜唾，久不了了，胸上有寒，当以丸药温之，宜理中丸。(396)

按 "胸上有寒"，胸字应是胃字误。这种胃寒，当是患病期间服凉药过多，所以久久不能痊愈，出现虚而兼寒的现象。这种现象必须有确实的脉证作依据，绝不能遇到喜唾，便认为是胃上有寒。

4. 治霍乱吐下，胀满，食不消化，心腹痛。(《备急千金要方》)

5. 治产后阳气虚弱，小腹作痛，或脾胃虚弱，少思饮，或后去无度，或呕吐腹痛，或饮食难化，胸膈不利者。(《妇人大全良方》)

6. 治小儿吐泻后，脾胃虚弱，四肢渐冷，或面有浮气，四肢虚肿，眼合不开。(《赤水玄珠》)

7. 理中汤能止伤胃吐血者，以其功最理中脘，分利阴阳，安定血脉。(《三因极一病证方论》)

按 这种吐血，必须四肢厥冷，脉微而弱方宜，用时干姜应改为姜炭。

089

甘草干姜汤

【药品】

炙草 二至四钱　干姜（炮黑）一至二钱

伤寒论113方 临床使用经验

【方义】

此阴阳两虚情况下之回阳方也。

【主治】

太阳桂枝证兼阴阳两虚，误用桂枝汤，致手足厥逆、吐逆（亡阳现象）或咽干烦躁（阴虚有热现象）等证者。

【煎服法】

水两茶杯，煎至半茶杯，去滓温服。

【用药大意】

干姜温中治厥，炮黑变辛为苦，可回阳而不伤阴，倍用甘草从中以控制之。

> **按** 干姜一药，此证不用不行，用之又嫌燥热太过，对咽干烦躁之阴虚现象确实不利，故炮黑使用，方才稳妥。

【禁忌证】

没有咽干烦躁之阴虚热证的厥冷证，不可使用（力小不能胜任也）。

【类似方剂参考】

1. 四逆汤：此治阳虚手足厥逆之方。

2. 干姜附子汤：此治阳虚烦躁之方。

3. 茯苓四逆汤：此治气虚、阳虚，兼有水气烦躁之方。

【历代用药经验择要】

1. 伤寒脉浮，自汗出，小便数，心烦，微恶寒，脚挛急，反与桂枝欲攻其表，此误也。得之便厥，咽中干，烦躁吐逆者，作甘草干姜汤与之，以复其阳。(29)

按 误用桂枝汤后，出现了肢厥、吐逆之阳虚寒证与咽干烦躁之阴虚热证。二者相比之下，以阳虚寒证较急，故先从阳虚方面着手，但又恐碍于阴虚，是以用本方恢复阳气。

2. 厥逆咽中干，烦躁，阳明内结，谵语烦乱，更饮甘草干姜汤。(30)

按 朱颜云："本方用于脘痛，胀满，吐酸，腹泻，胸痛，眩晕，痛经，咳喘等证，但必须是寒证，脉迟，舌淡苔白，不渴，无热恶寒方宜。"此说很对，用本方前，或可用黄芪建中汤类的方剂治疗。

3. 肺痿，吐涎沫而不咳者，其人不渴，必遗尿，小便数，所以然者，以上虚不能制下故也。此为肺中冷，必眩，多涎唾，甘草干姜汤以温之。(《金匮要略·肺痿肺痈咳嗽上气病脉证治》)

按 肺痿一证，由重伤津液形成，临床上有虚热、虚寒两种。盖肺叶如草木，炎日炮炙可枯萎，霜雪寒冻也可枯萎，故有生津润肺和温肺复气两种治法，本方即为温肺复气的有效方剂。

肺为水之上源，主通调水道，下输膀胱，痿而失职，故见有遗尿，溲数，头眩，多涎液等津液不化之证。

4. 治脾中冷痛，呕吐不食；男女诸虚出血，胃寒，不能引气归元，无以收约其血。(《仁斋直指方》)

5. 甘草干姜汤即四逆汤去附子也，专复胸中之阳气，其夹食夹阴，面赤足冷，发热喘咳，腹痛便滑，外内合邪，难以发散，或寒药伤胃，合用理中，不便参术者，并宜服之，真胃虚挟寒之圣剂也。若脉沉畏冷，呕吐自利，虽无厥逆，仍属四逆汤证。(《伤寒分经》)

6. 疗吐逆，水米不下。(《外台秘要》)

7. 老人平日苦小便频数，吐涎，短气眩晕，难以起步者。(《类聚方广义》)

090

吴茱萸汤

【药品】

吴茱萸二至三钱　人参一至二钱

生姜一至二钱　大枣二至四枚

伤寒论113方 临床使用经验

【方义】

此温中补虚、祛寒止呕之方。

【主治】

太阴、少阴、厥阴虚寒呕吐（包括干呕，吐涎沫，欲呕）、下利、头痛（头顶痛）、烦躁等证。但必须兼有手足厥冷，不喜冷性饮食，脉沉、迟、弦、细、微、弱等现象。

【煎服法】

水三茶杯半，煎至半茶杯，去滓温服。

【用药大意】

吴茱萸、生姜温中散寒，以治吐利头痛；人参、大枣益气补中，以恢复肠胃之机能。

【禁忌证】

一切热证（如口苦、喜冷等）均忌之。

【类似方剂参考】

1. 小柴胡汤：此治少阳病头痛，呕吐，兼寒热往来，口苦之方。
2. 茯苓四逆汤：此治阳虚、气虚，兼有水邪，四肢厥逆，烦躁之方。

【历代用药经验择要】

1. 食谷欲呕，属阳明也，本汤主之。得汤反剧者，属上焦也。(243)

按 "食谷欲呕"有寒热虚实之异，本证属虚寒。陆氏认为属太阴，这是正确的，因为太阴指胃肠虚寒证，阳明指胃肠实热证。

"得汤反剧者"，没有诊疗价值。因为得汤反剧属药不对证，即使中焦也会加剧，不一定只属上焦。

2. 少阴病，吐利，手足逆冷，烦躁欲死者，本汤主之。(309)

按 本证虽不至于冷过肘膝，但烦躁程度却严重得多，说明也最为危险。当与四逆加人参汤、通脉四逆汤证互相体会。

3. 干呕，吐涎沫，头痛者，本汤主之。(378)

按 本方主证为头痛。这种头痛，多在颠顶，多伴有干呕、吐涎沫。如无头痛，则不一定使用本方。

此证因胸阳虚，阴寒上逆，升降失常所致，故用本方补虚、祛寒、降逆。陆氏谓吐涎沫是口中自生酸冷之涎也，头痛亦胃炎、胃扩张、胃弛缓常见之证，当因自家中毒所致。

《伤寒论译释》云：三条吴茱萸汤的证治，即"食谷欲呕""吐利""干呕，吐涎沫"，可见以呕吐为主证，下利厥冷不是必具之证。本证之呕吐为胃虚肝逆，而浊阴上犯。与四逆汤的主要区别：彼是脾肾虚寒，以下利肢厥为主证；此为胃虚肝逆，以呕吐为主证。

任应秋云：本方与四逆汤都是温扶阳气，不过吴茱萸汤偏于中上焦，四逆汤偏于中下焦，吴茱萸汤着重在扶脾阳、散寒气，四逆汤着重在温肾阳、回厥逆。

淮按 本方治胃虚肝逆、浊阴上泛，即神经性呕吐属于虚寒者，有待临床进一步观察。

4. 呕而胸满者，本汤主之。（《金匮要略·呕吐哕下利病脉证治》）

按 单纯呕，胸阳未必受损，若呕而胸部胀满，即是胸阳虚、寒邪侵袭上乘，故用补虚祛寒法治之。

《素问·至真要大论篇》云"诸呕吐酸……皆属于热"，本证则属寒，临床当别之。

5. 治食毕噫醋及醋心。（《肘后备急方》）

6. 治气呕胸满不纳食，呕吐涎沫，头痛。（《三因极一病证方论》）

091

四逆汤

【药品】

炙草 一至二钱

干姜 一至三钱　　生附子 一至五钱

伤寒论113方 临床使用经验

【方义】

此温中回阳之方，专治阳虚病证。所谓阳虚者，即体温低落、机能沉衰是也。

【主治】

1. 太阴病，肠胃虚寒，寒邪较重，下利清谷等证。

2. 少阴病，亡阳，四肢厥逆。

按 以上二病都必须具有脉沉而微、舌无苔而润、不喜冷性饮食等证候。

【煎服法】

水三茶杯，煎至半茶杯，去滓温服。

【用药大意】

附子回阳，干姜温中，炙甘草补中气，兼调和诸药。

【禁忌证】

1. 外感风寒开始，手足厥冷者，不可用（此阳气被外邪所郁，不得外达之证，脉象必见浮紧）。

2. 麻疹初起，手足厥冷者，不可用（此阳气内郁，尚未达外，必有发热、咳嗽、喷嚏等证）。

3. 热性病，神识昏迷之手足厥逆，舌苔干燥，身冷脉微者，更不可用（此阳极似阴、真热假寒之证）。

【类似方剂参考】

1. 通脉四逆汤: 此治阴盛格阳、真寒假热之方。

2. 白通汤: 此温中回阳,兼治头痛之方。

3. 四逆加人参汤: 此治阳虚兼气虚之方。

4. 真武汤: 此回阳镇水之方。

【历代用药经验择要】

1. 伤寒脉浮,自汗出,小便数,心烦,微恶寒,脚挛急……若重发汗,复加烧针者,本汤主之。(29)

按 陆氏云: 有四逆证则用四逆汤,无四逆证,则虽经发汗、烧针也不可用。这种说法很对,所谓四逆者,即四肢厥逆也。

2. 伤寒,医下之,续得下利清谷不止,身疼痛者,急当救里……宜本汤。(91)

按 里实兼表证者,先解表,后攻里;里虚者,宜先救里,后解表。本节为肠胃虚寒而兼表证,所以先救里,否则有亡阳之患。可互参桂枝汤证第十四节按语。

3. 病发热头痛,脉反沉,若不差,身体疼痛,当救其里,本汤方。(92)

按 此身体疼痛为汗后引起,当和附子汤证互相体会。

4. 脉浮而迟,表热里寒,下利清谷者,本汤主之。(225)

按 "下利清谷",即大便水谷不化,为四逆汤主证之一。此发热为真寒假热,应与麻黄附子甘草汤、通脉四逆汤证互相体会。

5. 自利不渴者, 属太阴, 以其脏有寒故也, 当温之, 宜服四逆辈。(277)

按 "自利不渴"属寒证, 是太阴病的证状, 也是四逆汤治疗范围内的主要证状。

6. 少阴病, 脉沉者, 急温之, 宜本汤。(323)

按 尤氏云: 无厥逆之下利, 未可即予温药。说明少阴病还有阴虚的一面, 不可不从脉证上体会。

7. 少阴病, 饮食入口则吐, 心中温温欲吐, 复不能吐, 始得之, 手足寒, 脉弦迟者, 此胸中实, 不可下也, 当吐之。若膈上有寒饮, 干呕者, 不可吐也, 当温之, 宜本汤。(324)

按 本节说明手足寒一证, 不是四逆汤所独具, 为了弄清楚, 特举出类似的证候作对照。本节之手足寒, 系阳气被痰郁闭而不得宣达之象, 与亡阳之寒完全不同, 所以必须全面分析, 方才正确。

8. 大汗出, 热不去, 内拘急, 四肢疼, 又下利厥逆而恶寒者, 本汤主之。(353)

按 此"大汗出"是使用本方的关键证, 因大汗后形成的厥逆、恶寒, 绝不可能是表不解。

9. 大汗, 若大下利而厥冷者, 本汤主之。(354)

按 此应与理中加附子汤互相体会, 理中加附子汤是补而兼温, 此方纯粹是温法。

10. 呕而脉弱, 小便复利, 身有微热, 见厥者, 难治, 本汤主之。(377)

按 此需与小柴胡证作鉴别。呕而发热似柴胡汤证, 但兼脉弱、肢厥, 则非柴胡汤证矣。故必须全面分析, 只片面考虑, 误用柴胡汤, 未有不败者也。

11. 吐利汗出, 发热恶寒, 四肢拘急, 手足厥冷者, 本汤主之。(388)

按 陆氏认为这是霍乱峰极期的正治法, 凡真霍乱于峰极期未有不作四逆者。陆氏之说当然不是没有根据的, 但我曾遇真霍乱属于热证者, 所以必须明辨之。

12. 既吐且利, 小便复利而大汗出, 下利清谷, 内寒外热, 脉微欲绝者, 本汤主之。(389)

按 山田、丹波认为此需通脉四逆汤以治。我认为白通汤、通脉四逆汤、四逆加人参汤都有参考的必要, 不可只限于一方, 因其病势危急, 不能稍有差误也。

13. 治五脏中寒, 口噤, 四肢强直, 失音不语, 或卒然晕闷, 手足厥冷者。(《严氏济生方》)

伤寒论113方 临床使用经验

14. 凡阴症，身静而重，语言无声，气少，难以喘息，目睛不了了，口鼻冷气，水浆不入，大小便不禁，面上恶寒如刀刮者，先用葱熨法，次服四逆汤。(《万病回春》)

15. 治手足厥冷者，下利清谷者，腹拘急，四肢厥冷，下利恶寒者，大汗出，热不去，拘急，四肢厥冷者，下利，腹胀满，身体疼痛者。(《方机》)

16. 虽一年二年下利清谷不止，亦可用。(《古方便览》)

17. 四逆汤，救厥之主方也。然伤寒热结在里者；中风卒倒，痰涎沸涌者；霍乱未吐下，内犹有毒者；老人食郁，及诸卒病闭塞不开者。纵令全身厥冷，冷汗脉微，能审其证，以白虎、泻心、承气、紫圆、备急走马之类，解其结，通其闭，则厥冷不治自复。若误认为脱证，遽用四逆、真武，犹如救经引足，庸工杀人。(《类聚方广义》)

18. 四逆汤阴证正面之治方也。以四肢厥冷，下利清谷为目的。其他有假热证者，则有此方冷服之法，即加猪胆汁之意也。(《方函口诀》)

19. 附子生用则回阳之力尤峻。(《伤寒论今释》)

092

四逆加人参汤

【药品】

人参三至五钱　炙草一至三钱

干姜一至二钱　附子二至三钱

【方义】

此回阳固脱、生津益血补气之方。

按 此证较四逆汤证更要险恶。

【主治】

霍乱吐利，或利已止，而恶寒、脉微、手足厥逆之证未罢，或吐利未止而身体素弱，或吐利时间较长、次数较多者。

按 只要恶寒、脉微、肢厥、不喜冷性饮食等虚而兼寒之证俱见，便可使用本方。

【煎服法】

水三茶杯，煎至半茶杯，去滓温服。

【用药大意】

四逆汤回阳，人参大补元气。

【禁忌证】

凡单纯阳虚、气虚者，均不宜服。

【类似方剂参考】

1. 四逆汤：此治单纯阳虚，里寒下利之方。

2. 理中汤：此治肠胃虚寒下利之方。

3. 白通汤：此治寒邪直中下利之方。

4. 补中益气汤：此治单纯气虚下利之方。

【历代用药经验择要】

1. 恶寒脉微而复利,利止亡血也,本汤主之。(385)

按 此证在危险阶段,人参必须量大才能济事,最少不能少于五钱,服时应随煎随服,以病情完全恢复为止。绝不可稍事迟延,以免误事。

"利止",是肠胃中没有可泻之物,而不是病情好转。"亡血"是指没有奉心化血的材料,而不是有失血现象。

2. 本方治疗阴阳两虚的证候最为合宜,凡病阳气不足,兼有亡血津枯者,皆可采用,不必局限于霍乱、伤寒吐利一途。(《伤寒论译释》)

3. 治元阳虚脱,危在顷刻者。(《景岳全书》)

4. 治四逆汤证而心下痞硬者。(《方极》)

5. 血脱及手足厥冷者,急与四逆加人参汤,迟延则不可救。(方与锐)

6. 利虽止而恶寒脉微未罢,则知其非阳回利止,乃津液内竭而利止也,故曰亡血。又当加人参以生津益血。(《伤寒约编》)

伤寒论113方 临床使用经验

通脉四逆汤 /
通脉四逆加猪胆汤

【药品】

干姜二至三钱　　炙草一至二钱　　附子三至五钱

按：根据柯氏之意，应加人参、葱白，不然有通脉之名，无通脉之实。

通脉四逆加猪胆汤：即通脉四逆汤加猪胆一枚。

【方义】

此回阳之方。治阴盛于内，格阳于外，或阴盛于下，格阳于上，即古人所谓"真寒假热"证，或"阴极似阳"证。

【主治】

少阴病，下利清谷，手足厥逆，或兼面赤（此阴盛于下，格阳于上），或兼身热，不恶寒（此阴盛于内，格阳于外）。但必须具有脉微欲绝、舌润无苔、不喜冷性饮食，或索冷水而不欲咽等表现。

通脉四逆加猪胆汤：此阴阳两虚、寒热并用之方，治通脉四逆汤证兼烦躁，或有格拒不受之象者。

【加减法】

1. 面赤者，加葱白一至二钱。

2. 腹痛者，去葱白，加生杭芍一至三钱。

3. 干呕者，加生姜一至二钱。

4. 咽痛者，去芍药，加桔梗一至二钱。

5. 利止脉不出者，去桔梗，加人参三至五钱。

按 加入葱白、人参，不但符合方意，而且比原方只加重干姜更有效。

【煎服法】

水三茶杯，煎至多半茶杯，去滓，温服。

通脉四逆加猪胆汤：即通脉四逆汤去滓，调入胆汁温服。

伤寒论113方 临床使用经验

【用药大意】

用四逆汤以回阳，加葱白、人参以通脉，猪胆汁益将绝之阴，或引阳药深入阴分，以通其格拒也。

面赤者，阳郁于上也，故加葱白以通之；腹痛者，寒痹于中也，故加芍药以行之；干呕者，胃寒上逆也，故加生姜以散之；咽痛者，寒痰结于上也，故加桔梗以开之；利止脉不出者，津液将绝也，故加人参以补之。

【禁忌证】

1. 无外热现象者，忌之。
2. 单纯亡阳，手足厥逆，脉微欲绝者，不可加猪胆汁（加之亦格拒不受）。

【类似方剂参考】

1. 四逆汤：此治没有面赤、身热等假热证之方。
2. 四逆加人参汤：此治阳虚、气虚下利之方。
3. 白通汤：此治寒邪直中下利之方。

【历代用药经验择要】

1. 少阴病，下利清谷，里寒外热，手足厥逆，脉微欲绝，身反不恶寒，其人面色赤，或腹痛，或干呕，或咽痛，或利止脉不出者，本汤主之。（317）

按 此下利清谷，和身热并见是阴盛格阳之证，绝不是先温里后解表之证。必须辨清，因此证较四逆汤证更为严重也。

2. 下利清谷，里寒外热，汗出而厥者，本汤主之。(370)

按 本节之证，比上节更险。因汗出一证，是真阳欲脱之征兆，稍缓或用药稍差，即不可挽救，并不是一在少阴一在厥阴的关系。

3. 吐已下断，汗出而厥，四肢拘急不解，脉微欲绝者，通脉四逆加猪胆汤主之。(390)

按 本节有两个问题必须明确。①吐已下断，是否胃肠机能已复？如何认识？②为什么要加猪胆汁？答曰：肠胃机能恢复者，必然是脉象缓和，绝没有脉微欲绝的现象。加猪胆汁有两种说法：凡阳虚阴盛之人，服热性药往往格拒不受，故加此药以反佐之，这是热因寒用之法也；还有人认为本节脉微欲绝，四肢拘急等证，一方面是阳欲亡，一方面是阴已亏，所以用通脉四逆汤以回阳，加猪胆汁以益阴。这两种说法，我认为前者比较正确，后者阳亡而津不继之阴阳两虚证，阳回则津自可复，如阴阳并虚，加入人参或更佐以熟地黄，便可胜任，何必用苦寒之猪胆汁呢？况猪胆汁还有通便之作用，对吐泻已断之肠胃机能渐绝者，是不相宜的。

此证兼有烦躁现象者，用本方很有效，但时间上往往缓不济急。

伤寒论113方 临床使用经验

无猪胆，可以羊胆代之。根据前方之意，本方也该加入人参。

4. 本证面色赤，属虚阳浮越之证，应与阳明病面合赤色属于实
   热者相鉴别：虚阳浮越的面色赤必红而娇嫩，游移不定，必伴
   有其他寒证；阳明病的面合赤色是面部通赤，色深红，必还有
   其他热证。本证身热反不恶寒，也非阳明身热恶热之比：阳明
   身热为里热熏蒸，按之灼手；本证身热为阳浮于外，病人虽
   觉热，而热必不甚，并且久按则反不热。它如实热证有口舌干
   燥，大渴引饮；假热证口和舌润，虽渴亦不能多饮，或喜热饮，
   都可作诊断之参考。

陈修园谓白通汤治阴盛于下，格阳于上；通脉四逆汤治阴盛于内，
格阳于外。所谓格阳于上即指面赤之假热而言；格阳于外，指身反
不恶寒之假热而言。但有时面赤与身反不恶寒，常会同时出现，所
以临床上既要有所区别，又应灵活看待。（《伤寒论译释》）

5. 面赤乃阴寒在下，逼阳上浮，即所谓戴阳证也，加葱以通其上
   下之气……愚遇此等证，又恒加芍药数钱，盖芍药与附子并
   用，最善收敛浮越之元阳下降也。（《医学衷中参西录》）

6. 此方干姜君药也。干呕不止者，加粳米。又云：加葱白大有验，
   不拘面色。（雉间焕）

095

干姜
附子汤

【药品】

干姜一至二钱　附子一至三钱

伤寒论113方 临床使用经验

【方义】

此温中回阳，去里寒之方。

【主治】

阳虚烦躁，昼日发作，不得卧，夜间安静。但必须是经过汗下，具有手足厥逆、脉沉而微、不喜冷性饮食、身无大热等证，且不兼有口苦、喜冷之热证，小便不利、苔白而滑之水证，恶风寒之表证，及年老体衰之虚证。

【煎服法】

水二茶杯，煎至半茶杯，去滓温服。

【用药大意】

干姜温脾胃之阳，附子补肾命之阳。

按 此方去四逆汤之甘草，其力较四逆汤为峻，回阳作用尤强。如增加药味，反牵制其力，降低功效。

【禁忌证】

1. 一切热证者，忌之。
2. 兼表证者，勿用。

【类似方剂参考】

1. 茯苓四逆汤：此治阳虚气虚兼水证之烦躁方。
2. 大青龙汤：此治表寒里热之烦躁方。

【历代用药经验择要】

1. 下之后，复发汗，昼日烦躁不得眠，夜而安静，不呕不渴，无表证，脉沉微，身无大热者，本汤主之。(61)

按 "昼日烦躁不得眠，夜而安静"，根据病因及证候，知为真寒假热证。山田氏云：烦躁属阳证，而今无少阳主证之呕，阳明主证之渴，太阳主证之热，其脉沉微，其非阳证之烦躁明矣。此条烦躁需与茯苓四逆汤、吴茱萸汤亡阳虚寒之烦躁；大青龙汤后汗多亡阳，恶风烦躁；栀子豉汤之虚烦鉴别清楚，不可混误。

汤本氏云：昼日烦躁不得卧，夜而安静者，非瘀血所致也；陈慎吾云：昼烦夜静，多属阳虚，夜烦昼静，多属阴虚。虽不尽然，亦可作一诊断参考。

2. 与下妇人伤寒经水适来之证，适得其反……昼日明了，夜则谵语……故昼日烦躁不得眠，夜而安静。阴实者，泻其热，阳虚者，温其寒。(《伤寒发微》)

白通汤 /
白通加猪胆汁汤

【药品】

葱白一至二钱　干姜二至三钱　附子二至三钱

白通加猪胆汁汤：即白通汤加猪胆汁半至一枚，童尿半杯。

【方义】

此温中回阳, 散寒止利, 兼治头痛之方。

【主治】

少阴病, 下利厥逆, 脉微头痛。但必须是寒邪直中之急性证, 具有不喜冷性饮食及舌苔白滑之证。

白通加猪胆汁汤: 治服白通汤后利仍未止, 反发现厥逆无脉, 干呕烦躁现象者。

【煎服法】

水二茶杯, 煎至半茶杯, 去滓温服。白通加猪胆汁汤则去滓入胆汁、人尿, 和令相得, 分温再服。

【用药大意】

干姜、附子回阳以止利, 葱白通阳以治头痛。人尿猪胆汁引阳入阴, 使热药不被寒邪所格, 以利于回阳救逆。

【禁忌证】

没有头痛者, 不可用葱白; 慢性下利较重者, 也不宜用, 因葱白性散, 防止虚脱也。

【类似方剂参考】

1. 四逆加人参汤: 此治阳虚兼气虚之方。
2. 附子汤: 此回阳补气、利水养阴之方。

伤寒论113方 临床使用经验

3. 真武汤、茯苓四逆汤：此都是回阳止利之方。

【历代用药经验择要】

1. 少阴病，下利，白通汤主之。（314）

按 根据药品的作用，我认为本证除阳虚里寒外，必然有阳气被寒邪郁闭的现象。否则，四逆汤、理中汤都是最有效的方剂，似乎没有更用白通汤的必要。

此需与临床先温里、后解表之法互相体会。

2. 少阴病，下利，脉微者，与本汤。利不止，厥逆无脉，干呕烦者，白通加猪胆汁汤主之。服汤脉暴出者死，微续者生。（315）

按 据我的经验，白通汤证多在急性时期，若时间稍久，很少适用，因为葱白毕竟有散性，对单纯的阳虚证，应防其虚脱。

通脉四逆汤和白通加猪胆汁汤都使用葱白，一个是阴盛于内，格阳于外；一个是阴盛于下，格阳于上，皆着重在格拒方面，所以聊藉葱白以通阳，否则不甚相宜。

脉暴出的现象最宜留意，因为经验少的人，往往误认为真正好转，致成笑柄。

3. 少阴病下利，白通汤主之，叙证很简，从方治推测，方中用干姜、附子，则知本证亦属脾肾阳虚。缘肾为一身阳气之本，脾胃为中阳之本，脾肾之阳俱虚，则阳气不能达于四肢，所以本证一定还有脉微细，恶寒，四肢厥冷等证候。本方即四逆汤去甘草加葱白，恐甘草缓姜附之性，反掣急救回阳之肘，所以去而不用，加葱白取其急通上下阳气，所以本证还当有面赤戴阳现象。总的说来，本证当比四逆汤证严重。

用葱白，主要是起引导作用，即所谓宣通阳气，使姜、附辛热之性，易以建功。

服白通汤而下利仍不止……相反格拒增甚，厥逆无脉，干呕而烦，正是汤药被阴邪所格拒的缘故，并非药不对证，所以仍主以白通汤，更加入咸寒苦降之猪胆汁、人尿，取其反佐作用，使热药不致被阴寒所格拒，以冀达到回阳救逆的目的。

白通加猪胆汁汤证，亦为阴盛于下，格阳于上，不过证势较白通汤证更为严重，若纯用阳药，必是格拒不入，所以用反佐以作诱导。（《伤寒论译释》）

4. 白通加猪胆汁汤不但治霍乱吐泻，凡中风卒倒，小儿慢惊，其他一切暴卒之病，脱阳之证，皆建奇效，要以心下痞塞为标准耳。（《餐英馆治疗杂话》）

5. 人尿与猪胆汁之性皆凉，加于热药之中以为引导，则寒凉凝聚之处自无格拒，此从治之法也。

其脉暴出者，提纲中以为不治，以其将脱之脉象已现也。而愚临证数十年，于屡次实验中，得一救脱之圣药，其功效远过于参芪，而自古至今未有发明。其善治脱者，其药非他，即山萸肉一味大剂煎服。无论上脱、下脱、阴脱、阳脱，奄奄一息，危在目前者，急用生净萸肉三两，急火煎浓汁一大碗，连连温饮之，其脱即止，脱回之后，再用萸肉二两，生淮山药一两，真野台参五钱煎汤一大碗，复徐徐温饮之，暴脱之证约皆可救愈。想此节所谓脉暴出者用之亦可愈也。(《医学衷中参西录》)

098

茯苓
四逆汤

【药品】

茯苓 二至三钱　炙草 一至二钱

干姜 一至二钱　附子 二至三钱　人参 二至三钱

伤寒论113方 临床使用经验

【方义】

此回阳, 补气, 利水, 治烦躁之方。

【主治】

伤寒汗下后, 阳虚气虚, 水邪不化形成的烦躁之证。但必须具有脉微无力、四肢厥逆及小便不利等蓄水现象。

【煎服法】

水三茶杯, 煎至半茶杯, 去滓温服。

【用药大意】

四逆汤回阳, 人参补气, 茯苓利水。

【禁忌证】

凡未经汗下, 及喜冷性饮食、小便通利之烦躁证, 绝不可服。

【类似方剂参考】

1. 真武汤: 此回阳利水之方。

2. 四逆加人参汤: 此治阳虚气虚, 但无停水之方。

3. 吴茱萸汤: 此治厥阴寒证烦躁之方。

4. 大青龙汤: 此治太阳病表寒里热烦躁之方。

5. 干姜附子汤: 此治阳虚烦躁之方。

【历代用药经验择要】

1. 发汗, 若下之, 病仍不解, 烦躁者, 本汤主之。(69)

按 此证应与真武汤证互相体会, 因真武汤证在临床上需要加人参的地方相当多, 只有通过体会, 才能把这些关键搞清楚。

周连山谓本方温肾燥湿，补虚回阳，只要证见四肢厥冷，脉沉微欲绝，或浮弦，面青黑无华，舌白多津即可用之。

2. 治四逆加人参汤证，而心下悸，小便不利，身瞤动，烦躁者；霍乱重证吐泻后，厥冷筋惕，烦躁，不热不渴，心下痞硬，小便不利，脉微细者，可用此方，服后小便利者得救；治诸久病精气衰惫，干呕不食，腹痛溏泻而恶寒，面部四肢微肿者，产后失于调摄者多有此证；治慢惊风，搐搦上窜，下利不止，烦躁怵惕，小便不利，脉微数者。(《类聚方广义》)

3. 茯苓，前辈称其益阴，余谓渗利之品，恐无其功。盖脾胃喜燥恶湿，其燥必暖，阳气以旺；其湿必冷，阳气以衰。水谷淤溜，津液不行，苓之渗利，能去水湿，此所以佐姜附以逐内寒，与理中之术，其理相近矣。(《伤寒论述义》)

4. 此方君茯苓，以烦躁为目的。凡四逆汤证，而汗出烦躁不止者，非此方不能救。(《方函口诀》)

5. 厌闻人声，畏见生客，时怒小儿啼哭，或忽喜观览书籍，不数行辄弃去，是之谓烦……欲卧不得，欲坐不得，欲行不得，反复颠倒，顷刻间屡迁其所，而手足不得暂停，是之谓躁……烦躁不定是少阴阴虚，阳气外浮，此与昼日烦躁夜而安静者并责之虚。但前证阴虚不甚，故不用人参，而但用干姜附子汤；此证阴虚太甚，故用人参为小异耳。(《伤寒发微》)

099

四逆散

【药品】

炙草 一至三钱　柴胡 一至二钱

生杭芍 二至三钱　枳实 一至二钱

【方义】

此宣达阳气,解除肝郁之方。

【主治】

阳气被郁,四肢厥逆,兼寒热往来。但必须具有胸胁满痛,心下拒按,脉沉弦等。

【加减法】

1. 咳及下利者,加五味子、干姜。

2. 悸者,加桂枝。

3. 小便不利者,加茯苓。

4. 腹中痛者,加附子。

5. 泄利下重者,加薤白。

【制服法】

共为细末,每服一钱,每日二至三次,开水送下。或以所加之药煎汤送服。

也可煎汤服:用水二茶杯,煎至半茶杯,去滓温服。

【用药大意】

柴胡升达阳气,故能治寒热往来,胸胁痛满,及由肝郁形成的厥逆证;芍药和肝,疏通血脉,故能治腹痛痢疾;枳实导滞,治心下拒按;甘草和中,以补正祛邪。

【禁忌证】

恶寒蜷卧、腹痛下利之四逆证，忌之。

【类似方剂参考】

四逆汤：此治亡阳寒证、四肢厥逆之方。

【历代用药经验择要】

1. 少阴病四逆，其人或咳，或悸，或小便不利，或腹中痛，或泄利下重者，本方主之。（318）

按 "少阴病"指脉微细而言，实际上本证的脉微细并不严重。根据实践，大多数兼有肝经郁滞之证。所以，除了轻度的寒热往来和心下不舒外，并没有其他的显著寒证，也没有其他的显著热证，更没有不敢吃寒凉食品的表现。所以，我认为古人"阳为阴郁"之说是正确的。

原文"少阴病"三字，我认为，绝不是真正阳虚的少阴病，乃貌似神非的证候。《医宗金鉴》"既无可温之寒，又无可下之热"正说明了这一点。

2. 鼻渊，由肝火上熏肺部，上下之气隔塞所成者，四逆散加吴茱萸、牡蛎甚效。（《蕉窗杂话》）

3. 治痢疾累日，下利不止，胸胁苦满，心下痞塞，腹中结实而痛，里急后重者。（《类聚方广义》）

4. 医案: 诊得六脉举之有似沉细, 按之数大有力, 察其面青肢冷, 爪甲鲜红, 此火极似水, 真阳证也, 暂拟四逆散一服, 继以大剂寒凉为合法也。

按 本条辨证关键全在脉按之数大有力, 爪甲鲜红, 如果惑于脉沉细, 面青肢冷的假象, 而误投热剂, 必致误人性命。(《伤寒论译释》)

淮按 陆氏云:"四逆散即大柴胡之变方……绝非少阴证。本条四逆旧注为热厥, 然热厥又非本方所能开, 本方实治后世所谓肝郁之病。"临床运用应以肝郁寒热, 脘部拒按, 脉象沉弦为标的。

当归四逆汤 /
当归四逆加吴茱萸
生姜汤

【药品】

当归二至三钱　桂枝二至三钱　生杭芍二至三钱

细辛八分至一钱　大枣二至四枚　炙草一至二钱

通草一钱至钱半

【方义】

此温经散寒兼理血络,保护脾胃,助正祛邪,治寒邪直中厥阴之方。

【主治】

寒邪直中厥阴,手足厥寒,脉细欲绝。但必须具有猝被寒邪侵袭厥阴之具体证状。

当归四逆加吴茱萸生姜汤:治当归四逆汤证兼内有久寒者。

【加减法】

内有久寒者,加吴茱萸钱半至三钱,生姜一至二钱(即当归四逆加吴茱萸生姜汤)。

【煎服法】

用水三茶杯,煎至半茶杯,去滓温服。

当归四逆加吴茱萸生姜汤:同当归四逆汤,服时兑白酒半杯至一小杯。

【用药大意】

桂枝、细辛以散外寒;当归、芍药、通草以疏通血络;大枣、炙甘草以保护脾胃。其加吴茱萸生姜者,以温内寒,白酒作引者,欲其通络活血,助药力之速行也。

【禁忌证】

1. 兼内寒或久寒者,不宜单用当归四逆汤(内寒、久寒者,宜加温里药,不宜单用温散药也)。

2. 单纯内寒，或亡阳之手足厥逆者，不可用（此证宜温不宜散，恐阳气被散而虚脱也）。

3. 阳气闭郁之四逆者，不可用（此证宜宣达阳气，不宜温经散寒也）。

4. 阳极似阴，或热深厥深之四肢厥逆者，更不可服（此证宜寒不宜温也）。

【类似方剂参考】

1. 四逆汤：此治内寒阳亡，手足厥逆之方。

2. 四逆散：此治阳气闭郁，四肢厥逆之方。

【历代用药经验择要】

1. 手足厥寒，脉细欲绝者，当归四逆汤主之。（351）

2. 若其人内有久寒者，宜当归四逆加吴茱萸生姜汤。（352）

按 寒邪直中厥阴兼有久寒，其证手足厥寒，脉细欲绝。但必须具有猝被外寒侵袭厥阴和久寒的具体证状，如少腹猝痛，阴缩，手足抽搐（这是外寒侵袭厥阴的主要证状），平素不敢服冷性饮食，偶服之或腹痛，或吐泻，或喜温恶寒（这是久寒的主要证状）。《伤寒论译释》认为本证大都平素血虚，外感寒邪，气血被寒邪所遏，流行不畅所致。其辨证主要在于脉细欲绝，手足厥寒。若脉微欲绝，则非本方所治。内有久寒，为内有寒饮宿疾，故加散寒涤饮、降逆温中之吴茱萸、生姜治之。临床所见，本证常兼颠顶痛、干呕、吐涎沫，或寒疝癥瘕等证状。

本方与四逆汤皆治寒厥，但四逆汤证是亡阳急证，本方病者平素血虚，阳气不足，感受寒邪，致气血运行不利，不能温养四肢，出现手足厥逆，脉细欲绝。故需从温散寒邪、养血通脉着手。

既属久寒，何以不用干姜、附子而用吴茱萸、生姜呢? 因本证阳虚又兼有阴虚血弱证，故不用姜附以防耗阴。

本方以脉细肢冷、面色白为标准，只要证见血虚寒郁，用之即效。曾治一抽脑脊液引起的指端麻木、瘫痪患者，合补肝肾之品得愈。又治愈脱骨疽者。又曾治一人，冬月严寒，早上室外劳动，卒然昏倒，人事不知，手足厥冷，抽搐，睾丸内缩，脉细欲绝，认系寒邪直中厥阴，用当归四逆加吴茱萸生姜汤而愈。愈后言昏倒之前，小腹疼痛甚剧。

3. 病人自觉腹中或左或右有冷处，自腰至股，或一体一足觉冷者，用此方之标准也。(《餐英馆治疗杂话》)

4. 治疝家发热恶寒，腰腹挛痛，腿脚拘急，手足寒，小便不利者; 妇人血气痛，腰腹拘挛者; 经水不调，腹中挛急，四肢酸痛，或一身习习如虫行，每日头痛者。(《类聚方广义》)

5. 凡桂枝汤证而血分闭塞者，用之有效。(《方函口诀》)

6. 冻疮多在手足。其原因无非外寒凝血，治以本方，诚心安理得哉。(《伤寒论今释》)

7. 此条但言久寒，不详其证，或指吐利为说。今余之实验，或宿饮滞于中焦，成吐酸吞酸等证；或冷气冲逆，迫心下，攻胸胁，令干呕、吐涎沫，或腹痛，或吐利，或转筋。妇人积冷血滞，经水短少，腹中拘挛，时迫心下胁下，肩背强急，头项重痛之类，概为久寒所致。苟审其脉证，得手足寒脉微细者，用本方无有不效。（《腹证奇览》）

8. 数年患头痛，发则吐苦清水，此属浊饮上逆，饮蓄则发，饮出则止，服当归四逆加吴茱萸生姜汤愈。（《橘窗书影》）

9. 属寒盛血衰的胃痛、臂痛、腰痛、少腹痛、膀胱气痛、足痛、痛经、产后气血痹痛、乳痛、痢疾初期或癥瘕积聚。

末梢神经麻痹（血痹），稍活动减轻，午后、夜间增重。

肠梗阻，胆囊炎。（《江苏中医》1965年第7期）

10. 本方主治手足厥寒，脉细欲绝，乃末梢贫血或神经性末梢血行不良之体质，即手足常冷，冬季易患冻疮之人甚为明显。所谓内有久寒者，是指其人久有慢性胃炎，胃内停水易发呕吐清水者。（《古方临床之运用》）

102

炙甘草汤

【药品】

炙甘草 二至三钱　　生姜 五分至一钱　　人参 一至二钱

生地 三至五钱　　桂枝 五分至一钱　　阿胶 一至二钱

麦门冬 一至二钱　　麻子仁 一至二钱　　大枣 二至四枚

　　　　伤寒论113方 临床使用经验

【方义】
此温补心经气血之方。

【主治】
伤寒心悸，脉结代。但必须具有不喜冷性饮食等阳虚寒证现象。

【煎服法】
水三茶杯，白酒一小盅，煎至半杯，去滓温服。

【用药大意】
炙甘草、大枣、人参补中强心，麦冬、生地黄、阿胶养血，麻子仁润燥，桂枝、生姜祛寒，白酒通血脉。

【禁忌证】
喜冷恶热之心悸、脉结代者，忌之（因热性病不宜使用温补药也）。

【类似方剂参考】
加减复脉汤：此治脉结代、心悸，属于热性病之方。

【历代用药经验择要】
1. 伤寒脉结代、心动悸，本方主之。（177）

按 脉结代，是脉有间歇，有停止的现象。心动悸，为心动加速，所谓心机亢进也。本证极为危险，但方药相当有效。用时需避开病人，预向家属说明危险情况，以防万一救治不及引起误会。

淮按 本方所主之心悸，与小建中汤之心悸、桂枝甘草汤之心悸病理相同，皆系阴亏血少所致。不过，桂枝甘草汤证是因过汗形成。故遵阳生于阴、阴生于阳之旨，施阴阳双补法以复心液，则心悸自止。

本方所主之脉结代，亦系血少形成，与瘀血内结之结脉、肝气郁结及痰饮阻滞之结脉不同，与霍乱吐泻之后的代脉、妊娠代脉（生理性）截然有别。临证时当根据具体证状，详细辨认，力致不误。

伤寒重证所致的脉结代，须首先予以救治，虽有表证，也应放在次要位置。

2. 治肺痿涎唾多，心中温温液液者。（《外台秘要》）

3. 治虚劳不足，汗出而闷，脉结心悸，行动如常，不出百日危急者。（《千金翼方》）

4. 骨蒸劳嗽，抬肩喘息，多梦不寐，自汗盗汗，痰中血丝，寒热交发，两颊红赤，巨里动甚，恶心愦愦欲吐者。（《类聚方广义》）

5. 治酒色过度，虚劳少血，津液内耗，心火自炎，致令燥热乘肺，咯唾脓血，上气涎潮，其嗽连续不已者。（《张氏医通》）

6. 脉结代心动悸者，有阴阳虚实之别，故非确认为阳虚证（按当谓阴虚证），则不得妄用本方，余屡用桃仁承气汤治此证者。（《皇汉医学》）

7. 本证以心动悸为主，若见脉结代则其证为重，宜加重药量。推其所以心动悸之理，血液不足故也，故其脉细小异常。妇女患此证之甚者，且常影响及于经事。动悸剧时，左心房处怦怦自跃，不能自已。胆气必较平时为虚，不胜意外之惊恐，亦不堪受重厉之叫呼，夜中或不能成寐，于是虚汗以出，此所谓阴虚不能敛阳是也。及服本汤则心血渐足，动悸亦安，头眩除，经事调，虚汗止，脉象复，其功无穷。盖本方有七分阴药，三分阳药，阴药为体，阳药为用。生地至少当用六钱，桂枝至少亦须钱半方有效力。

方治经漏，足肿，脊楚，失眠，易怒，心病，筋挛者。本证在男子多发于病后，在女子每见于平日。脉象数者居多，甚在百至以上，迟者较少，甚在六十以下。服本汤后，其数者将减缓，其缓者将增速。血亏甚者，其脉极不任按，即初按之下觉其脉尚明朗可辨，约一分钟后其脉遁去不见，重按以觅之，依然无有。但当释其脉，稍待再切，于是其脉又至。试问脉何以不任按，曰血少故也。迨服本汤三五剂后，脉乃不遁，可以受按。

原文煎法，酒水合煎。吾师生用本汤，每不用酒亦效。（《经方实验录》）

8. 温病伤阴，其治法宜从寒凉养阴为主。本此精神，于方中去参桂姜枣，加白芍，即加减复脉汤。用治：①温热伤阴，脉虚无力；②温病经汗下而邪热不解；③温病误用升散而津液内伤；④温病耳聋；⑤内伤津液不足，复感温邪。

温病后期，见便溏者，去麻仁加牡蛎以固摄，名一甲复脉汤；见热甚欲动风抽搐则加鳖甲、牡蛎以育阴潜阳，名二甲复脉汤；见热深厥深，心中火动者，加龟甲、鳖甲、牡蛎以镇坎安离，既济心肾，名三甲复脉汤。（《温病条辨》）

103

乌梅丸

【药品】

乌梅三十枚　细辛六钱　干姜一两　黄连一两六钱

当归四钱　附子六钱　蜀椒四钱（炒出汗）

桂枝六钱　人参六钱　黄柏六钱

伤寒论113方 临床使用经验

【方义】

此治厥阴病,调和寒热之主方。

【主治】

1. 厥阴病,消渴,气上冲胸,心中疼热,饥不欲食,食则吐蛔,下之利不止。
2. 蛔厥(包括肠寄生虫病)。
3. 久利。但必须具有寒热夹杂(上热下寒),寒证较多,脉象微弱的证候。

【制服法】

先将乌梅用醋浸一夜,去核,置二两小米下蒸之,以米熟为度。去米同诸药焙干,研为细末,蜜丸,如梧子大。每服三钱,空心米汤送下,忌生冷、滑物、臭食。

【用药大意】

附子、干姜、桂枝、细辛、川椒辛温祛寒;黄连、黄柏苦寒清热;人参、当归以补气血之虚;乌梅酸收,以敛厥阴之气。乌梅蒸于米下,和丸调以蜂蜜,服丸送以米饮,皆意在和中。总之,此方酸苦辛温,寒热并用,为治厥阴病,寒热错杂之主方也。

【禁忌证】

凡单纯寒证、单纯热证之消渴,气上冲,吐蛔,久利,均不可服。证虽寒热夹杂,但热证偏盛者,亦需适当加减,不可照搬原方,因方中热药较多也。

【类似方剂参考】

1. 生姜、半夏、甘草三泻心汤：此三方皆治寒、热、虚夹杂证，但重点都是心下痞满。

2. 椒梅汤：此治寒积虫痛之方。

3. 黄连汤：此治上热下寒、呕吐腹痛之方。

【历代用药经验择要】

1. 蛔厥者，其人当吐蛔，今[1] 病者静，而复时烦者，此为脏寒，蛔上入其膈，故烦，须臾复止，得食而呕，又烦者，蛔闻食臭出，其人常自吐蛔。蛔厥者，本方主之。又主久利。（338）

按 乌梅丸是治上热下寒，或上寒下热、寒热错杂，或兼蛔虫证之方。祝味菊氏认为，此方不是治厥阴病之主方，而是治蛔厥之主方。根据实践，不但对蛔厥有效，而且对厥阴病尤有特殊效果。

"久利"，这种下利属寒热夹杂，非一般之下利也。

2. 厥阴之为病，消渴气上撞心，心中疼热，饥而不欲食，食则吐蛔。下之利不止。（326）

按 柯氏主张用本方治疗，根据经验，用本方疗效非常显著，应该作为本方之适应证。

---

[1] 按：通行本为"令"。

3. 治冷利，久下不止。(《备急千金要方》)

4. 产后冷热痢，久下不止。(《圣济总录》)

5. 反胃，以干姜人参半夏汤送此丸奇效。(《方函口诀》)

104

茵陈蒿汤

【药品】

茵陈五钱至一两　栀子二至三钱　大黄一至二钱

　伤寒论113方 临床使用经验

【方义】

此清热利湿，去积，治阳黄之方。

【主治】

黄疸，小便不利。必须兼有腹部拒按或大便不利之里证现象，与喜冷或口渴之热证现象。

【煎服法】

用水三杯，煎至半茶杯，去滓温服。

【用药大意】

茵陈清热利湿，为治黄疸主药；栀子清热；大黄荡涤肠中积滞。

【禁忌证】

1. 无腹部拒按或大便不利者，不可用。

2. 有表证者，也不可用。

【类似方剂参考】

1. 麻黄连轺赤小豆汤：此治黄疸兼有表证之方。

2. 栀子柏皮汤：此治黄疸不兼表里证之方。

【历代用药经验择要】

1. 阳明病，发热汗出者，此为热越，不能发黄也；但头汗出，身无汗，剂颈而还，小便不利，渴引水浆者，此为瘀热在里，身必发黄，本汤主之。（236）

按 "但头汗出,身无汗,剂颈而还",即是齐脖子的汗。这一证状,应注意是否为小柴胡汤证。

《温疫论》用本方,量取茵陈一钱、山栀二钱、大黄五钱,认为治黄以胃实为本,故大黄为专功,栀子次之,茵陈又次之。陆渊雷云:茵陈利尿,排除组织中之胆色素,栀子佐之,大黄通涤肠管,开输胆管下流之壅滞,不得以胃实为本,分量可随证增损,不必执古方之比例耳。二说皆可参考也。

本证有可下之里证,即腹部拒压一证。如单纯是瘀热在里,则为栀子柏皮汤证,二方可互相体会。

2. 伤寒七八日,身黄如橘子色,小便不利,腹微满者,本汤主之。(260)

按 腹满拒按,大便不利,是本方之主证(如单纯小便不利,不应用本方)。但曾治一黄疸,大便微溏,已二月之久,服茵陈五苓散不效,根据体质和病情,试用本方,大黄只用三钱,结果病势见轻,大便正常。说明任何病证都需要全面体会,都是有常有变的。

3. 谷疸之为病,寒热不食,食即头眩,心胸不安,久久发黄,为谷疸,本汤主之。(《金匮要略·黄疸病脉证并治》)

按 谷疸由脾胃湿热引起，湿热交蒸，故见黄染；中焦壅，营卫之源塞滞不利，故见寒热。非表证之寒热，故不用麻黄连翘赤小豆汤。中焦病则升降失司，故有食则头眩，心胸不安，腹满，小便不利等证。

黄疸之治疗法则是通利小便，表闭者，可采用汗法，因尿与汗均为湿热外泄之途径。

4. 本方为治黄圣剂……但此方治黄，当以阳明部位之腹满，小便不利为主，若心下有郁结者，不如大柴胡汤加茵陈有效。(《方函口诀》)

5. 古人所指瘀热在里，身黄橘子色，为卡他性黄疸，胆道炎类，本方用于此种黄疸，效果极佳。(《古方临床之运用》)

105

瓜蒂散

【药品】

瓜蒂(炒黄)　赤小豆各等分

伤寒论113方 临床使用经验

【方义】

此涌吐痰涎、宿食之方也。

【主治】

胸膈痰涎，或上脘宿食，其胸中痞满，气上冲咽喉，不得息；或身热有汗如桂枝证；或心下满而烦，饥不能食；或上脘拒压；或有停食的事实。但必须具有痰热相兼的证状，或有吐出为快的感觉，脉象浮而有力。

【制服法】

共为细末，每次服一至二钱，用香豆豉五钱，煎汤送下。不吐者，稍加之，以得吐为度。如仍不吐，可噙砂糖一块，或兼饮热汤即吐。若一次吐量过少，病不除者，次日或隔日再服之，但不可令人体虚。若吐过甚者，可饮葱白煎汤，或冷开水，或加减六君子汤解之。

【用药大意】

瓜蒂吐风热痰涎，赤小豆利水除湿，豆豉解热除烦，二药合用，助瓜蒂苦毒之品以涌吐，并借谷物以保护胃气也。

【禁忌证】

诸亡血家、虚家，脉虚无力者，均忌之。

【类似方剂参考】

1. 大陷胸丸：此治胸部水饮、燥热互结，宜于攻下之方。

2. 小陷胸汤: 此治心下痰热互结, 为清热降痰开胸膈之方。

【历代用药经验择要】

1. 病如桂枝证, 头不痛, 项不强, 寸脉微浮, 胸中痞鞕, 气上冲喉咽, 不得息者, 此为胸有寒也, 当吐之, 宜本方。(166)

> **按** "病如桂枝证", 指发热汗出而言; "寒"字诸家认为当作痰字解; "痞鞕"之硬, 应作满字解, 因胸有肋骨支撑, 无法诊其硬度也; "气上冲喉咽不得息", 言痰涎上逆, 呼吸不利, 喉中如拽锯, 是用瓜蒂散之目标也。

2. 病人手足厥冷, 脉乍紧者, 邪结在胸中, 心下满而烦, 饥不能食者, 病在胸中, 当须吐之, 宜本方。(355)

"手足厥冷", 为痰饮阻碍阳气, 不能外达四末之候; "心下满而烦", 是心下痰涎壅塞之象, 皆为使用瓜蒂散之目标也。

3. 宿食在上脘, 当吐之, 宜本方。(《金匮要略·腹满寒疝宿食病脉证治》)

> **按** 宿食在上宜吐, 在中宜消, 在下宜下, 此为治宿食之法则。在上脘者, 必有胸闷、恶心欲吐, 且有暴饮食史, 及嗳腐头眩等证, 否则不可轻试。

4. 若膈上有寒饮干呕者, 不可吐也, 当温之; 诸四逆厥者, 不可吐

之，虚家亦然。(《伤寒论·辨不可吐》)

5. 真心痛，真头痛，及产后郁冒，忽晕厥者，并胸痹皆主之。或舌疸，或结毒入眼，及黄疸耳鸣。又疟疾，骨蒸，若一切痼疾，结在上部而胸中满者，皆宜此方。又大头痛有时发者，发时即服之，有效。(雉间焕)

6. 日人猪子氏云：瓜蒂虽为有毒之药，然服后并不吸收，只刺激胃肠黏膜，故无中毒之患。唯服之过量则引起急性胃肠炎，使吐利不止，故一次所服，不得逾六分五厘。(《伤寒论今释》)

7. 本方应用范围：①治胸中多痰，头痛不欲食。(《肘后备急方》)②胸膈痞闷，痰壅塞碍，脉得浮或滑。(《伤寒总病论》)③饮食过饱，填塞胸中。(《内外伤辨惑论》)④寒痰结于膈上，及湿热头重鼻塞。(《张氏医通》)⑤卒中痰迷，涎潮壅盛；颠狂烦乱，人事昏沉；食填太阴，欲吐不出。(《医方集解》)

8. 狂痫。(《生生堂治验》)

106

桃花汤

【药品】

赤石脂二至三钱（研细）

干姜五分至一钱　粳米五钱至一两

　　　　　　　　　伤寒论113方 临床使用经验

【方义】

此固脱,治虚寒性下痢之方。

【主治】

少阴病,下利脓血。但必须具有脉微细,喜热怕冷,滑泻不禁,不里急后重等表现。

【煎服法】

水三杯,将干姜、粳米二味煎至米熟时,去滓,入赤石脂细末,调匀服之。

【用药大意】

赤石脂性涩,固肠胃,止滑脱;干姜温中祛寒;粳米甘平补虚。

【禁忌证】

凡痢疾有内热之口苦、喜冷、里急后重等证者,或未至滑脱不禁程度者,均忌之。

【类似方剂参考】

1. 真人养脏汤:此治下利,少兼脓血,滑脱不止,日数十次,小便点滴不通,服利小便药丝毫无效者。用本汤送赤石脂细末三钱,一剂后,每日即便三五次矣。

2. 赤石脂禹余粮汤:方与辄云热势大减,不渴,只脓血甚者,用桃花汤;其脓血不甚而下利尚不止者,宜赤石脂禹余粮汤。

【历代用药经验择要】

1. 少阴病,二三日至四五日,腹痛,小便不利,下利不止,便脓血者,本汤主之。(307)

按 "小便不利",是水分偏走大肠之故。根据经验,用利小便之药必不效,但服固涩药后,大便次数减少,小便马上通利。

此方可暂用不可久用,因便脓血多属热证,恐用多化热也。

2. 少阴病,下利便脓血者,本汤主之。(306)

按 陈慎吾云:此证必脉象微细,但欲寐,下利具有滑脱之象,或面薄肢厥。

3. 一卅余岁妇人,腹微痛,下溏粪及黏液,杂以鲜红血星,舌苔非常垢腻,脉沉数,手足微冷,胸腹有白色小水泡,与桃花汤加附子、阿胶,增干姜,两服血止,调治十日,杖而后起。(《伤寒论今释》)

107

赤石脂
禹余粮汤

【药品】

赤石脂三至五钱(捣碎)

太乙禹余粮三至五钱(捣碎)

【方义】

此平性固脱止利之方。

【主治】

下利滑脱。但必须是日久泄泻不愈,气虚,脉象无力,具有不能自禁现象者。

按 不可把大便次数多,或急迫不能忍受,或不能迟延的现象误认为滑脱。滑脱者,不敢咳嗽、大声说话,一咳一说就便,更有甚者不自觉就便出来,这才是滑脱的具体表现。

【煎服法】

水二茶杯,煎至半茶杯,去滓温服。

【用药大意】

赤石脂、禹余粮都是收敛固涩之品,所以用治虚脱之证。

【禁忌证】

1. 下利初起时不可用(因初起时绝没有滑脱之证)。

2. 痢疾初起时更不可用(用之会造成休息痢)。

【类似方剂参考】

桃花汤: 此温性固脱治痢之方。

伤寒论113方 临床使用经验

【历代用药经验择要】

1. 伤寒, 服汤药, 下利不止, 心下痞鞕, 服泻心汤已, 复以他药下之, 利不止, 医以理中与之, 利益甚。理中者, 理中焦, 此利在下焦, 本汤主之。(159)

按 "此利在下焦", 是指滑脱而言。滑脱下利, 小便有点滴不通者, 然服利小便药毫无效果, 这种情况使用固涩药品非常有效。大便次数一减, 小便自通矣。

"利" 是泄泻, 不是痢疾, 但痢疾较久, 滑脱不禁时, 也可用之。

2. 治大肠腑发咳, 咳而遗屎。(《内科摘要》)

3. 治肠澼滑脱, 脉弱无力, 大便黏稠如脓者。若腹痛干呕者, 宜桃花汤。二方合用亦妙。(《类聚方广义》)

108

半夏散及汤

【药品】

半夏　桂枝　生甘草各等分

伤寒论113方 临床使用经验

【方义】

此散风寒，祛痰止痛之方也。

【主治】

咽喉疼痛，必须具有外感风寒表证现象，兼见痰涎、不喜冷性饮食等证。

【制服法】

三味共研细末，每服一钱，开水送下。不能服散者，用水一茶杯，煎至半茶杯，去滓，少冷，徐徐咽之。

【用药大意】

半夏祛痰，桂枝散风寒，生甘草清火止痛。

【禁忌证】

1. 有喜冷证者，忌之。

2. 喉干无痰者，忌之。

【类似方剂参考】

1. 甘草汤：此清热，缓解咽喉疼痛之方。

2. 桔梗汤：此祛痰清热，解毒排脓，治咽喉疼痛之方。

3. 苦酒汤：此治咽喉疼痛，有痰有热之方。

4. 猪肤汤：此喉中干燥，无痰兼下利之方。

【历代用药经验择要】

1. 少阴病，咽中痛，半夏散及汤主之。（313）

按 《伤寒论译释》云：甘草汤、桔梗汤所治咽痛，邪气轻微，疼痛不甚，无表里证，属于客热所致。苦酒汤所治的咽痛生疮，是少阴水亏，阴火沸腾。而本条所指的咽痛，乃阴寒外束，阳邪郁聚不得伸达，郁而化火，所以本证除咽痛之外，应伴有恶寒，气逆，欲呕等证状。此外，还应有不喜冷性饮食之象，否则，不可用之。

2. 伏气之病，谓非时有暴寒而中人，伏毒气于少阴经，始虽不病，旬月乃发，便脉微弱，法先喉痛似伤，次则下利。喉痛，半夏桂枝甘草汤（加生姜四片）主之。（《伤寒总病论》）

3. 咽痛有轻重，轻者不必肿，重者必大肿。是以咽痛不肿之轻者，为甘草汤；其大肿之重者，为桔梗汤；不但肿，或涎缠咽中，痛楚不堪者，为半夏散及汤。（《伤寒辨要》）

4. 喉痹，肿痛甚而汤药不下，语言不能，或为痰涎壅盛之状者。（雉间焕）

5. 此方宜冬时中寒，咽喉肿痛者。亦治发热恶寒，此证冬时多有之。上焦虚热，喉头糜烂，痛不可忍，饮食不下咽，甘桔汤及其他诸咽痛药不效者，用此辄效。（《方函口诀》）

109

甘草汤

【药品】

甘草三至五钱

【方义】

此清热, 泻火, 解毒, 治咽喉疼痛之方。

【主治】

轻度咽喉疼痛, 初起时用之最宜。但必须没有寒热之表证和大便不利之里证。

【煎服法】

水一茶杯半, 煎至半茶杯, 去滓温服。

【用药大意】

甘草性味甘平, 有清热、解毒、缓急的作用。

【禁忌证】

1. 少阴真寒假热之咽痛 (即脉微, 手足冷, 有痰, 局部不红) 者, 忌之 (此宜温药引火归原, 不宜清热泻火)。

2. 兼有表证、里证, 及咽喉肿痛较重者, 不宜用。

【类似方剂参考】

1. 桔梗汤: 此治喉中疼痛较重, 除痰排脓之方。

2. 养阴清肺汤: 此治阴虚有热之喉痛, 晚间喉中干痛较甚之方。

3. 苦酒汤: 此治咽中生疮, 不能语言, 声不出, 清热消肿之方。

4. 半夏散及汤: 此治外感寒邪, 咽喉疼痛之方。

5. 通脉四逆汤: 此治咽喉疼痛, 属真寒假热之方。

6. 三黄汤: 此治火盛, 红肿喉痛之方。

【历代用药经验择要】

1. 少阴病，二三日，咽痛者，可与本方。(311)

按 "少阴病"，非脉微细、但欲寐之少阴病。因少阴之脉夹咽，风邪客此故作痛。所以一般咽痛初起，都可服之。若肿痛较重，饮食不能下咽者，则本方非所宜，以其力轻难以胜重任也。

2. 治小儿撮口发噤，用生甘草二钱半，水一盏煎六分，温服令吐痰涎。(《伤寒论今释》丹波氏云)

3. 治热毒肿，或身生瘭浆；又治舌卒肿起，满口塞喉，气息不通，顷刻杀人。(《圣济总录》)

4. 痈疽漏疮通用神妙。(《仁斋直指方》)

5. 甘草缓急和胃，协和诸药，解百药毒；小儿啼哭，逾时不止，以二钱许浸热汤，绞去滓，与之即止；伤寒经日，不省人事，谵语烦躁，不能眠者；发癫疾搐搦上窜，角弓反张者；呕吐不止，汤药入口即吐，用半夏生姜竹茹伏龙肝之类而益剧者，用之有奇效。(《青囊琐探》)

110

桔梗汤

【药品】

桔梗三钱至一两　甘草五钱至一两

【方义】

此祛痰排脓,清热解毒,治咽喉肿痛之方。

【主治】

咽喉肿痛有痰涎者,或喉痈脓成将溃者。

【煎服法】

水二茶杯半,煎至半茶杯,去滓温服。

【用药大意】

桔梗清热,祛痰排脓,甘草清热解毒。

按 此方一般咽痛初起时都宜随时取用。喉痈化脓将溃时,桔梗大量用之,有开破之效。

【禁忌证】

喉痛兼有发热恶风寒之表证,或兼有口苦喜冷之火证,皆不宜单纯使用本方(因药力轻不能胜重任也)。

【类似方剂参考】

1. 养阴清肺汤:此治阴虚咽喉干痛,夜间较重之方。
2. 普济消毒饮:此治温病咽喉疼痛之方。

【历代用药经验择要】

1. 少阴病,二三日,咽痛者,可与甘草汤;不差,与本方。(311)

2. 咳而胸满，振寒，脉数，咽干，不渴，时出浊唾腥臭，久久吐脓如米粥者，为肺痈，本汤主之。(《金匮要略·肺痿肺痈咳嗽上气病脉证治》)

3. 治喉痹肿痛，饮食不下。(《太平圣惠方》)

4. 痘疮初出咳嗽，到今未愈者，是肺中余邪未尽也，宜本方合泻白散加牛蒡子、马兜铃主之。(《证治准绳》)

5. 治甘草汤证而有脓，或黏痰者。(《方极》)

6. 治咽喉郁结，声音不闻。于桔梗汤内加诃子各等分，生熟亦各半，为细末，食后沸汤调服。(《经验秘方》)

7. 治斑已出，时时与之，快咽喉，宽利胸膈。(《兰室秘藏》)

8. 治心脏发咳，咳而喉中如梗状，甚则咽肿喉痹。(《玉机微义》)

111

苦酒汤

【药品】

生半夏一枚(研)　苦酒(醋)一酒盅

鸡子一枚(去黄留白)

【方义】

此清热祛痰, 消肿解毒, 治咽喉疼痛之方。

【主治】

少阴病, 咽中伤, 生疮, 不能语言, 声不出之证。

【煎服法】

将半夏和醋放入鸡蛋壳内, 用铁丝做成一个环, 把鸡蛋壳放在环上, 用火煎三沸, 取起稍冷, 少少噙咽之。用砂锅煎之也可。

【用药大意】

半夏消肿祛痰, 开发声音; 鸡子清、苦酒清热解毒, 以治肿痛。

【禁忌证】

1. 咽喉干痛者, 不可用（此为阴虚疼痛）。

2. 少阴寒证喉痛者, 不可用。

【类似方剂参考】

1. 桔梗汤: 此清热消肿, 治咽痛之方（但解毒力较差）。

2. 养阴清肺汤: 此治阴虚咽喉干痛之方。

3. 通脉四逆汤: 此治少阴寒证喉痛之方。

【历代用药经验择要】

1. 少阴病, 咽中伤, 生疮, 不能语言, 声不出者, 本汤主之。(312)

按 此少阴病不是脉微细、但欲寐之证，乃专指邪热侵入咽喉而言。言少阴者，因咽喉少阴经脉所过也。唐容川云：喉痛，乳蛾肿塞，不能出声者，仲景用生半夏正是破之也。且半夏为降痰要药，破之又能祛痰，兼蛋清之润，苦酒之泻，真妙法也。

本方对一般喉痛亦有效，陆氏试用于猩红热咽痛不可忍者，得意外奇效，乃清热解毒消炎之作用也。

2. 本方以止痛润燥为主，生半夏入口麻木，有止痛之能，而下达风痰，犹恐其失之燥也，渍之以苦酒，则燥气化，所以止痛涤痰而发其声也。鸡蛋白润燥……合以能消鸡蛋质之苦酒，则凝质化，所以润咽中疮痛，而滋养以补其伤也。（《伤寒发微》）

3. 治咽喉中如有物咽唾不得，宜服此方。（《太平圣惠方》）

4. 治舌卒肿满口，气息不得通。（《备急千金要方》）

5. 治卒心痛。（《肘后备急方》）

6. 少阴喉疮，喉干咽痛，睡起干燥较甚，痛微，时作时止，溃烂处色呆不鲜，不能言语，声不出，此乃阴邪上结，虚火不降，与毒火凝聚者不同，不宜寒下，当用苦酒汤。（《医药顾问大全》）

112

猪肤汤

【药品】

猪肤四两　白蜜三钱　米粉四钱(炒熟)

【方义】

此治咽痛兼下利，为养阴润燥，和中止痛之方也。

【主治】

咽喉疼痛下利。但须具有心烦咽燥、脉细数等表现。

【煎服法】

水六茶杯，煎至两茶杯，去滓，入白蜜、米粉，分两三次服之。

【用药大意】

猪肤、白蜜养阴润燥，以治咽痛心烦；米粉和中以止下利。

【禁忌证】

兼外感证者；有痰证者；咽不干燥、脉不数者；手冷、脉微细者，均不可用。

【类似方剂参考】

通脉四逆汤：此治真寒假热，咽痛下利之方。

【历代用药经验择要】

1. 少阴病，下利，咽痛，胸满，心烦，本汤主之。（310）

按 "少阴病"，非手足厥冷、但欲寐之少阴病也。陈慎吾云，猪肤即猪肉，非皮也。本草称其性平，解热毒。曹颖甫用猪油二斤，熬去渣，入白蜜一斤，炼熟，治肺热声哑，即取此方之义也。

2. 治素阴虚多火，又有脾约下血证，因误治而喘逆声哑，用玉竹甘草等药不效，用本方即收显效。(《伤寒论今释》)

3. 治痢，咽痛。(《伤寒论浅注》)

4. 此下利，是郁热下注之利。(《伤寒论浅注补正》)

113

烧裈散

【药品】

裤裆一块，约四五寸

（近阴处的裤裆布，旧者良。男病用女裆，女病用男裆）

【方义】

此治阴阳易之通用方。

【主治】

热性病后, 房事过早, 证见头重不欲举, 热上冲胸, 少腹里急, 或引阴中拘挛, 眼中生花, 膝胫拘急者。

【制服法】

烧灰存性, 每服一钱, 日三服, 开水送服。或用其他适应证的药品煎汤送下。服后小便利, 阴头微肿则愈。

【禁忌证】

本方并无禁忌证。若无男女劳复的事实, 虽有类似证状, 也没有使用的必要。

【用药大意】

取彼之余气, 祛彼之余邪。邪毒从阴部入者, 复使从阴部出也。

【历代用药经验择要】

1. 伤寒阴易之为病, 其人身体重, 少气, 少腹里急, 或引阴中拘挛, 热上冲胸, 头重不欲举, 眼中生花, 膝胫拘急者, 本方主之。（392）

按 大病后犯色, 复病者多。但病者不病, 不病者反病, 有是理乎? 即以病菌传染而言, 亦应与病者之证相仿, 而这种特殊症象如何形成呢？曾遇一妇人，除膝胫拘急不甚显著外，其余证状与条文所述大致相同，就是用本方治愈的。但不是男方传来，而是病后房劳复。山田氏、陆渊雷亦认为系病后犯色复自病的。所以"易"字应作"交"字解，可见阴阳易是古人将性交当作了交换的解释，是否正确，尚希指正。

烧裈散证，《证治准绳》用独参汤送服烧裈散；《阴证略例》分三阴以治，厥阴用当归四逆汤送，少阴用通脉四逆汤送，太阴则用理中丸送；易老分寒热而治，若伤在少阴肾经，有寒无热者，以附子汤调下，若伤在厥阴肝经者，以当归四逆汤加吴茱萸附子送，如有热者，以鼠屎竹茹汤送。总之，要随证施用，不可执一。

本病特点有三：一是头抬不起来，即"头重不欲举"；二是少腹拘挛疼痛并牵引外阴拘挛；三是全身乏力，倦怠少气。用烧裈散治疗，即可获效。

2. 巢元方病源论曰，阴阳易者，男子病新瘥，未平复，而妇人与之交接得病者，名曰阳易；妇人得病新瘥未平复，而男子与之交接得病者，名曰阴易。后世注家，皆遵守此说，无有异论。虽然，平素壮实无病之人，一夕与病后之人交接，安得有病证如此者乎。（《伤寒考》）

3. 此时治法，应审三脉，菌集孰多，郁热孰甚。谅以鹿角治督、黄柏治冲、龟板通任，阴挛加荔核、川楝，筋结加羚羊、犀角，膝胫拘急、眼中生花加牛膝、杏仁。于清热解郁中，加苁蓉、车前、土茯苓等利窍,引毒从前阴去。此云烧裈散主之,以裈近阴处,常有余精流著,取之以烧灰入药,可引药力直达精所……然愚对于此证,又另有作引之药,可与烧裈散并用。其药非他,血余炭是也。盖血余原心血所生,为炭服之能自还原化。此证以之作引,有以心济肾之义也。且其性又善利小便,更可引阴中所受之邪自小便出也。(《医学衷中参西录》)

传承国粹 造福苍生

——《伤寒论113方临床使用经验》再版琐记

凝聚着几代中医人心血和智慧的《伤寒论113方临床使用经验》又将重整刊行了。这是一件利在当代、功在千秋的胜事，对于传承中医文化、促进医务交流、造福广大患者，必将产生积极的影响。

《伤寒论113方临床使用经验》是山西近现代四大名医之一李翰卿先生之医学专著。它体现了李老先生博通医籍经典、坚持古为今用、注重中西结合的精深造诣、科学理念和辨证思想，也融汇了李翰卿老先生及其子李映淮老师（亦即我的恩师）数十年学习、研究、应用中医典籍经方的临床实践成果，是对医圣张仲景《伤寒论》113方的临床印证和经验充实。

《伤寒论113方临床使用经验》成稿于20世纪50年代末、60年代初，现有1959年油印本和1960年手稿本存世。2001年，中国中医药出版社出版的"中国百年百名中医临床家丛书"《李翰卿》中收录了该书部分内容，即其中的方义、主治、组成、加减法、煎服法、用药大意、禁忌证、类似方剂参考，而历代用药经验择要弃而未录，实有遗珠之憾。2009年，人民卫生出版社出版"近现代名中医未刊著作精品集"，《李翰卿伤寒讲义集要》又获出版。2011年，《伤寒论113方临床使用经验》由学苑出版社出版。

作为后学晚辈，能够参与书稿整理，我深以为荣，能得遇恩师李映淮老师，更感三生有幸。李老师出身中医世家，不仅医术高超，遐迩闻名，而且是一位平易近人的谦谦君子。他既有医者之仁心，又有师者之爱心。我于1967年、1972年先后两度在其座下进修学习，他毫无保留、循循善诱的教诲和无微不至的关怀，使我刻骨铭心，没齿难忘。1970年，他在五寨县三岔六二六医院工作，我与他鱼雁频传，求教释疑，得益良多，今已就此整葺成册，取名《师徒问答》。拙作《临证实验录》《经方躬行录》中许多案例，他都做过点评。及至他退休家居，我仍不时登门求教，有时还领上疑难患者请他诊治。他总是不厌其烦，诲而不倦。晚年他将自己及他父亲大部分医籍赠我，令我感激不尽。恩师为整理书稿，拾遗补阙，旁征博引，倾心竭力，耗尽了心血。奈何宏愿未酬身先逝，常使我辈泪满襟。

在将《伤寒论113方临床使用经验》历代用药经验择要栏里引用条文存在的讹误、遗漏作了纠正、补充后，三代人的心血，数十年的努力，铸就的这本伤寒临证录，终臻完善，为纪念先贤，新版书名增加"李翰卿经方手册"几字，今得付印面世，亦人生一大幸事。若能使几千年的中医文化得到更好传承、为杏林增一叶添一花、令攻读钻研经方的师友有一得之获，则我愿足矣。

在此，我谨向本书的编著者李翰卿老先生，向引领我不断学习进步的恩师李映淮老师，以及所有关心支持书籍出版的师友们，一并表示真诚的感谢！

愿中医文化慈光普照，薪火相传。

愿医界同仁交流互鉴，造福苍生。

闫云科

2024年9月1日

方名索引

（按汉语拼音排序）

图书在版编目（CIP）数据

李翰卿经方手册：伤寒论 113 方临床使用经验 / 李
翰卿著. -- 北京：人民卫生出版社，2024.7（2025.4重印）. -- ISBN
978-7-117-36525-3

Ⅰ. R222. 26

中国国家版本馆 CIP 数据核字第 2024C42815 号

李翰卿经方手册：伤寒论 113 方临床使用经验
Li Hanqing Jingfang Shouce Shanghanlun
113 Fang Linchuang Shiyong Jingyan

著　　者	李翰卿
出版发行	人民卫生出版社（中继线 010-59780011）
地　　址	北京市朝阳区潘家园南里 19 号
邮　　编	100021
E - mail	pmph @ pmph.com
购书热线	010-59787592　010-59787584　010-65264830
印　　刷	北京瑞禾彩色印刷有限公司
经　　销	新华书店
开　　本	787×1092　1/32　印张：15.25
字　　数	342 千字
版　　次	2024 年 7 月第 1 版
印　　次	2025 年 4 月第 2 次印刷
标准书号	ISBN 978-7-117-36525-3
定　　价	59.00 元

打击盗版举报电话　010-59787491　　E-mail　WQ @ pmph.com
质量问题联系电话　010-59787234　　E-mail　zhiliang @ pmph.com
数字融合服务电话　4001118166　　E-mail　zengzhi @ pmph.com

79